Greg Anderson

Der Krebs-Überwinder

Eine unglaubliche Reise zur Heilung

Aus dem Amerikanischen
von Marielies Urban

Herder
Freiburg · Basel · Wien

Titel der amerikanischen Originalausgabe:
The cancer conqueror. An incredible journey to wellness,
© 1988, 1990 by Greg Anderson,
published by Andrews and McMeel,
a Universal Press Syndicate Company,
Kansas City, Missouri, USA

Deutsche Erstausgabe

Alle Rechte vorbehalten – Printed in Germany
© Verlag Herder Freiburg im Breisgau 1998
Satz: DTP-Studio Helmut Quilitz, Denzlingen
Umschlaggestaltung: Joseph Pölzelbauer
Umschlagmotiv: © allover Bildarchiv
ISBN 3-451-04689-X

INHALT

VORWORT

von Abigail Van Buren,
Kolumnistin des Foreword

Jeden Tag erhalte ich bewegende Briefe von Menschen, die alle Hoffnung verloren haben, weil sie mit der Diagnose Krebs konfrontiert wurden. Erschreckt und hilflos ergeben sie – und ihre Familien – sich in das Unvermeidliche.

Das sollten sie nicht. Die Menschen *können* den Krebs überwinden. Sie *können* gesund werden. Die Frage ist: wie – und davon handelt dieses wunderbare Buch.

Greg Anderson „schrieb" dieses Buch in drei Phasen: Zunächst waren diese Erkenntnisse sein eigener mentaler Schlachtplan gegen den Lungenkrebs, als sich bereits Metastasen gebildet hatten und ihm nur noch dreißig Tage zum Leben gegeben wurden. Er beschloß, die Hoffnung nicht aufzugeben, sondern sein Leben weiter zu leben – und er überwand den Krebs!

Dann faßte er den Entschluß, seine Erfahrung anderen Patienten zu vermitteln. Heute helfen Selbsthilfegruppen, die sich auf seine Einsichten stützen, Hunderten von Patienten und ihren Familien, den Krebs zu überwinden, indem sie Körper, Geist und Seele in den Heilungsprozeß einbeziehen.

Und jetzt hat er seine Erfahrungen und eine Anleitung zu ihrer Anwendung für alle Betroffenen in dem

Buch „Der Krebs-Überwinder" zusammengefaßt. Hier spricht er darüber, welche Rolle Sie und Ihre Familie bei Ihrer Genesung spielen können. Auf diesen Seiten lernen Sie, wie Sie selbst aktiv sein können, indem Sie Ihre Ärzte und Ärztinnen lenken, wie Sie die Therapie und Ihr Immunsystem beeinflussen, um Ihr Leben und Ihre Gesundheit wieder ins Gleichgewicht zu bringen.

„Der Krebs-Überwinder" ist mehr als ein Buch über positives Denken: Es ist ein Buch über positives *Leben*.

Dem Buch liegt folgendes Geheimnis zugrunde: Wenn Sie entdecken, daß Sie Krebs haben, haben Sie die Wahl – Sie können sich darauf vorbereiten zu sterben, oder Sie können sich bereitmachen zu leben. Genau in dem Augenblick, in dem Sie beginnen, Entscheidungen über Ihr Leben und Ihre Behandlung zu treffen, kontrolliert nicht mehr der Krebs Leben.

Aus diesem Grund habe ich meinen Millionen Lesern, die dringend eine derartige Aufmunterung brauchen, geraten, „Der Krebs-Überwinder" zu lesen. Dies ist das erste Buch, das ich kenne, das denen, die an Krebs leiden, und ihren Angehörigen eine wirkliche Hoffnung gibt.

EINFÜHRUNG

von Greg Anderson

Nach meiner zweiten Operation schickten mich die Ärzte zum Sterben nach Hause. Der Lungenkrebs, den sie vier Monate vorher gefunden hatten, hatte sich inzwischen in das Lymphsystem ausgebreitet. Laut Statistik hatte ich noch dreißig Tage zu leben.

Ich war wie betäubt – es dauerte zwei Tage, bis ich merkte, daß ich Hilfe brauchte. Ich brauchte einen anderen Plan, der mehr Hoffnung versprach als die medizinische Prognose.

Damals begann ich eine Reise, die bis zum heutigen Tag andauert. Ich war entschlossen, Menschen ausfindig zu machen, die überlebt hatten, obwohl man angenommen hatte, sie müßten sterben. Und wenn ich sie gefunden hätte, wollte ich herausfinden, warum sie ihrer Meinung nach noch lebten. Und ich hoffte, daß ich dabei auch etwas für mich selbst lernen könnte.

Meine Erfahrungen haben mir neue Hochachtung vor der Kraft des menschlichen Geistes über die Krankheit vermittelt. In diesem Buch habe ich versucht, Grundsätzliches beim Überwinden von Krebs zusammenzustellen und auf leicht verständliche Weise mitzuteilen.[1] Es gibt eine Hoffnung. Diese Hoffnung kann Ihr Leben verändern. Und dadurch kann sie vielleicht mithelfen, Ihr Leben zu verlängern.

Wenden Sie die Grundsätze an, die Sie in diesem Buch finden. Was Sie über das Gesundwerden denken, wie Sie emotionale Konflikte bewältigen und ob Sie sich entscheiden, ein frohes Leben zu führen, das alles ist von wesentlicher Bedeutung. Bewahren Sie sich Ihre Hoffnung. Sie können den Krebs überwinden – und vielleicht können Sie ihn sogar heilen.

---

[1] „Der Krebs-Überwinder" beruht auf tatsächlichen Erfahrungen, die Namen sind erfunden.

EINS

DIE SUCHE
NACH AUSWEGEN

Es war einmal ein Mann, der gerade erfahren hatte, daß er an Krebs erkrankt war.

Der Mann wollte keinen Krebs haben. Er wollte nicht krank sein, er wollte geheilt werden, gesund sein und ein ausgefülltes und glückliches Leben führen.

Der Krebs war für ihn ein Feind, der ihm Angst machte. Diese Angst spürte er als Beklommenheit, als Gefühl, daß der Tod ihn schon bald holen werde. War dies alles, was ihm vom Leben blieb? So vieles blieb ungetan, so vieles hätte noch geschehen können. Vielleicht war das am schlimmsten.

„Warum gerade ich?" Er hatte in den fünfzig Jahren seines Lebens gut für sich gesorgt. Nun, vielleicht hatte er sich nicht immer gesund ernährt und manchmal nicht genug Schlaf bekommen. Aber mit Sicherheit hatte er seinen Körper nicht vernachlässigt. Einige seiner Freunde waren im Vergleich zu ihm viel achtloser.

Und was bedeutete das alles aus medizinischer Sicht? Der Gedanke, daß nur noch eine kurze Lebensspanne vor ihm liegen würde, war schlimm genug. Aber vielleicht könnte es sogar noch schlimmer kommen, etwa ein langes Leben mit einer Behinderung. Wie würde das sein?

Sein Geist raste. „Wie konnte mir dies nur zustoßen? Ich bin nicht mehr mein eigener Herr." Alles erschien ihm so schrecklich, so aussichtslos.

Der Mann begann, jemanden zu suchen, der denselben Weg vor ihm gegangen war, jemanden, der die Antwort gefunden hatte und bereit war, ihm seine oder ihre Erfahrung mitzuteilen.

Zuerst fragte der Mann seine Ärzte. Sein Hausarzt hatte ihm eine Reihe von Spezialisten empfohlen, doch von allen vertraute der Mann seinem Onkologen am meisten. Dieser Arzt war sowohl unter seinen Patienten wie auch unter seinen Kollegen hoch angesehen. Er leitete die Behandlung des Mannes – der Behandlungsplan schloß einen Chirurgen, einen Radiologen und andere Spezialisten ein.

Der Mann erkundigte sich nach den Aussichten für eine vollständige Genesung.

„Ausgezeichnet", antwortete der Onkologe. „Wir haben gute Gründe anzunehmen, daß der Tumor durch die Operation beseitigt wurde und daß die Chemotherapie eine zusätzliche Sicherheit bieten wird."

Dies alles war ja beruhigend. Doch spürte er immer noch eine nagende Angst. So viele Fragen blieben unbeantwortet.

Er wünschte, er könnte mit jemandem sprechen, der etwas Ähnliches erlebt hatte.

Dann fand er eine Frau, die zwar eine lange Zeit überlebt hatte; aber sie sah aus, als stürbe sie bald. Sie hatte fünf Jahre überlebt – die Standard-Zeitspanne für die Diagnose „Sie-sind-geheilt" –, doch ihr Leben war nicht wirklich erstrebenswert. Das war es nicht, was der Mann suchte.

Der Mann wußte, daß es in seinem Interesse und im Interesse der Menschen um ihn herum wichtig war, daß er die Antwort bald fand.

Dann erinnerte er sich an einen Mitarbeiter, der vor einigen Jahren seinen Krebs überlebt hatte. Und das Interessante an der Erfahrung seines Freundes war, daß die Krebsreise ihn verändert zu haben schien – und zwar im positiven Sinn. Nicht nur der Krebs dieses Mannes war zum Stillstand gekommen, sondern der Freund führte ein neues Leben, ja, sogar ein besseres Leben als je zuvor.

Vielleicht sollte ich sofort mit ihm sprechen, dachte der Mann.

Als er seinen Freund zuhause anrief, sagte eines der Kinder, die Eltern seien verreist und kämen erst in drei Wochen zurück. *Dann geht es ihm sicher gut,* dachte der Mann.

Er fragte die Tochter seines Freundes: „Weißt du, zu welchem Arzt dein Vater gegangen ist?"

„Nein", antwortete sie, „ich kenne den Arzt nicht. Aber ich weiß, daß er die meiste Zeit mit dem Krebs-Überwinder verbracht hat."

„Dem Krebs-Überwinder?" fragte der Mann.

„Ja", antwortete die Tochter. „Das ist der liebevolle Name, den wir einem Mann und einer Gruppe seiner Freunde gaben, die meinen Vater und unsere Familie über den Krebs aufgeklärt haben. Wir erfuhren, daß Menschen den Krebs überwinden können, daß sie ihn vielleicht sogar heilen können."

Der Mann spürte eine gute, unterstützende Einstellung bei dem Mädchen, als sie fragte: „Haben Sie auch Krebs?"

„Ja", sagte der Mann. „Wie kann ich mich mit dem Krebs-Überwinder in Verbindung setzen?"

Er schrieb eine Telefonnummer auf, dankte der Tochter und lächelte. „Wie geht es deinem Vater jetzt?" fragte er.

„Es ist ihm noch nie besser gegangen", sagte die Tochter. „Der Krebs hat das Leben unserer ganzen Familie positiv verändert."

„Danke", sagte der Mann und legte auf.

Dies war wirklich sehr eigenartig. Der Krebs sollte zu positiven Veränderungen im Leben einer ganzen Familie führen? Das war schwer zu verstehen. Doch die Tochter schien davon überzeugt gewesen zu sein. Vielleicht gab es etwas, das man über dieses schreckliche Ding, genannt Krebs, erfahren konnte.

Der Mann rief den Krebs-Überwinder noch am selben Morgen an, und sie verabredeten sich für den folgenden Nachmittag. Er konnte es kaum erwarten, den Krebs-Überwinder zu treffen.

ZWEI

DIE VERANTWORTUNG
FÜR SICH SELBST

◆

Von dem Augenblick an, in dem der Mann an dem Haus des Krebs-Überwinders angekommen war, empfand er eine Erregung und Wärme, die er nicht erklären konnte. Dieses Gefühl wurde noch verstärkt, als der Krebs-Überwinder die Tür mit einem herzlichen Gruß und einem einladenden Lächeln öffnete.

Also dies war der Krebs-Überwinder! Er machte solch einen aufgeschlossenen Eindruck. Sein Lächeln schien gleichzeitig aus seinen Augen und von seinen Lippen zu kommen.

Die beiden Männer gingen in einen hübschen Garten auf der Rückseite des Hauses. Dort stand gekühlter Fruchtsaft für sie bereit. Sie stellten bequeme Stühle auf, und der Krebs-Überwinder bat den Mann, seine Krankheit und die Prognose kurz zu beschreiben.

Dann fragte der Krebs-Überwinder: „Haben Sie Vertrauen zu Ihren Ärzten?"

„Ja", sagte der Mann, „ich glaube, daß sie sehr viel wissen und daß sie über die neueste Technik verfügen."

„Ausgezeichnet. Meine Heilung begann auch mit einer Gruppe von guten Ärzten. Ich hatte großes Vertrauen in ihre Fähigkeiten und auch in sie als Menschen. Doch bestand ich darauf, daß sie mir alle Auskünfte so klar und deutlich gaben, daß ich sie verstehen konnte. Und ich wollte, daß sie mir Erklärungen für jede einzelne Untersuchung gaben. Ich wollte an jeder Entscheidung über die Behandlung beteiligt werden.

Auf diese Weise übernahm ich ganz persönlich die Verantwortung für meine Gesundheit – eine Verantwortung für meine Genesung."

„Ich weiß nicht genau, was Sie meinen", sagte der Mann. „Was ist diese persönliche Verantwortung für die Genesung?"

Der Krebs-Überwinder lehnte sich vor und schaute dem Mann tief in die Augen.

„Selbst verantwortlich zu sein für seine Genesung – für das Überwinden des Krebses – das ist einer der wichtigsten Grundsätze auf der Krebsreise. Wenn Sie diesen Weg wählen – den Weg des Krebs-Überwinders – wird diese Verantwortung immer wieder eine Rolle spielen. Auf diesem Grundsatz baut alles andere auf.

Selbst die Verantwortung für seine Gesundheit zu übernehmen bedeutet, daß man es ablehnt, ein Opfer zu sein. Es bedeutet, daß man an der Gesundung aktiv teilnimmt: durch das Erkennen und Ändern selbstzerstörerischer Überzeugungen und Verhaltensweisen. Eigene Verantwortung für die Gesundheit bedeutet zu glauben ‚Nicht der Krebs bestimmt mein Leben, sondern ich kann bestimmen, wie mein Leben aussieht.'

Und es ist auch ganz logisch, daß die Verantwortung bei jedem selbst liegt. Die Gruppe der Ärzte, sei sie auch noch so qualifiziert, spielt vor allem die Rolle von Technikern. Sie sind für die Funktionen des *Körpers* ausgebildet. Sie können operieren und eine Behandlung fest-

Nicht der Krebs

bestimmt mein Leben,

sondern ich

kann bestimmen,

wie mein Leben aussieht.

legen, aber sie sind nicht für unser Leben oder unsere Gesundheit verantwortlich, sondern *wir* sind dafür verantwortlich! Niemand kann für uns gesund werden. Wir müssen es selbst für uns tun.

Wenn wir die Diagnose kennen, besteht unsere höchste Verpflichtung vielleicht darin, ein Ärzteteam auszuwählen, dem wir vertrauen. Sind diese Ärzte gefunden, muß unsere Aufmerksamkeit sich auf die Rolle konzentrieren, die Geist und Seele auf dieser Reise spielen."

„Geist und Seele?" fragte der Mann. „Ich habe ein körperliches Problem, kein emotionales."

Der Krebs-Überwinder nickte. Sein Lächeln sagte, daß er verstanden hatte.

„Als ich dem Krebs begegnete, wußte ich instinktiv, daß dies nicht nur eine Erfahrung im körperlichen Bereich war. Ich wußte, daß auch mein Geist und meine Seele eine Rolle spielen würden.

Für mich selbst die Verantwortung zu tragen hieß, daß ich ein gesundes und intensives Leben, wie lang es auch sein würde, führen mußte; daß die Entscheidung bei mir und nicht bei den Ärzten lag. Mir wurde auch klar, daß es meine Aufgabe war, meine ganze Heilkraft zu entdecken und einzusetzen, nachdem die Ärzte ihren Beitrag geleistet hatten. Das führt über den Körper hinaus zu dem Geist und der Seele."

„Wollen Sie damit sagen, daß der Krebs nicht nur eine körperliche Erkrankung ist?"

„Ja! Genau das möchte ich sagen.

Natürlich haben Sie körperliche Schwierigkeiten. Es sind Schwierigkeiten mit Ihren Zellen. Aber das ist nur ein Aspekt, eine Ebene des Problems. Als Person, als

Der Krebs

ist nicht nur

eine körperliche

Erkrankung.

lebendiges menschliches Wesen, bestehen Sie nicht nur aus einem Körper. Sie haben auch einen Geist und eine Seele, die Ihnen bei der Bewältigung des Problems helfen können.

Die Ärzte werden alles Menschenmögliche tun, um dem Körper zu helfen. Wenn Sie sie unterstützen, indem Sie sich gesund ernähren, Ihre Übungen durchführen und sich genügend ausruhen, wird der Anteil des Körpers an der Reise geleistet."

„Das verstehe ich", sagte der Mann. „Ich werde das alles tun. Doch bin ich mir bezüglich des Geistes und der Seele nicht sicher. Kann ich das lernen?"

Der Krebs-Überwinder hielt inne und lächelte. Wenn dieser Mensch diese Frage wirklich so meinte, dann bestand Hoffnung. Seine Neugier bezüglich des Geistes und der Seele verriet eine Offenheit, durch die vieles geschehen konnte. Der Mann hatte sehr gute Aussichten, selbst ein Krebs-Überwinder zu werden.

„Kommen Sie, wir wollen etwas umhergehen", sagte der Krebs-Überwinder. „Ich werde Ihnen von mir erzählen."

Als sie auf das Tor zugingen, spürte der Mann, daß er etwas Besonderes hören würde. Und er war bereit zuzuhören und zu lernen.

„Es war Lungenkrebs", sagte der Krebs-Überwinder. „Der Arzt legte seine Hand auf meine Schultern und sagte, daß eine Operation die einzige Möglichkeit sei. Die Lunge müßte heraus.

Sie führten die Operation durch, aber nach vier Monaten bildete sich eine Wucherung auf meinem Nacken. Wieder eine Operation. Die Geschwulst war bösartig.

Sie hatte sich über den ganzen Nacken ausgebreitet, und deshalb konnten sie jetzt nicht mehr operieren. Der Chirurg schloß den Einschnitt wieder, verordnete eine Strahlentherapie und sagte mir, ich solle meine Angelegenheiten ordnen. Laut Statistik hatte ich eine Lebenserwartung von dreißig Tagen."

Der Mann war erstaunt. „Meine Aussichten sind viel besser. Wie haben Sie es geschafft?"

Der Krebs-Überwinder blieb stehen und lehnte sich gegen den Zaun.

„Nach meiner zweiten Operation hatte ich Angst und eigentlich jede Hoffnung verloren. Ich glaubte der Prognose der Ärzte. Die Furcht vor einem schnellen Ende meines Lebens lähmte mich.

Ich saß auf dem Sofa und blickte auf meine Tochter, die mit einer Puppe spielte. Plötzlich dachte ich: *Ich werde nicht erleben, wie sie heranwächst.* Das war der Tiefpunkt. Ich kenne keinen Punkt tieferer Verzweiflung. Meine Augen füllten sich mit Tränen. Es war vorbei.

Die nächsten Worte, die herauskamen, waren voller Zorn und Angst. ‚O Gott, was kann ich tun?'

Doch irgendwie kam durch die Tränen, durch den Zorn und die Angst hindurch ein anderer Gedanke auf. Es war, als ob jemand sagte: ‚Dir bleibt vielleicht nicht mehr viel Zeit zum Leben, doch *lebe* in der verbleibenden Zeit.'

Ich sah einen Funken Hoffnung in jenem Gedanken, einen Funken, der, wie ich wußte, besonderer Pflege und Aufmerksamkeit bedurfte. Es war ein Funke, der mir in den endlosen Zeiten meiner Tiefs Halt gab. Ich wußte, daß ich jeden einzelnen Tag bewußt leben mußte, denn jeder Tag hat seinen besonderen Wert. Und dieser Funke wächst noch immer.

Als ich zu meiner Tochter hinüberblickte, dachte ich: *Ich bin vielleicht morgen nicht mehr hier und kann sie nicht mehr lieben. Doch heute bin ich hier. Wie kann ich ihr meine Liebe jetzt zeigen?*

Das ist der Kern beim Überwinden des Krebses."

„Das klingt allzu einfach", sagte der Mann. „Ist damit nicht noch mehr verbunden?"

„Viel mehr", stimmte der Krebs-Überwinder zu. „Dies war nur die Spitze einer sehr wichtigen Entdeckung. Für das Heute zu leben, mein Bestes zu geben, um die Liebe, hier und jetzt, zu meinem Lebensziel zu machen, das war für mich eine großartige Botschaft der Hoffnung. Sie veränderte nicht nur meine Gesundheit, sondern sogar mein ganzes Leben. Und sie kann bei Ihnen das gleiche bewirken.

Wenn Sie diese Reise antreten wollen, ist es Ihre erste Aufgabe, in den nächsten drei Wochen drei verschiedene Menschen zu besuchen. Sie werden dabei etwas über drei Grundsätze des Krebs-Überwinders erfahren:

Glauben

Verändern

Leben

Wenn Sie dies getan haben, kommen Sie wieder zu mir, und wir werden über die Auswirkungen sprechen und uns ansehen, was das Überwinden des Krebses uns wirklich bringt.

Möchten Sie das tun?"

Ihnen bleibt

vielleicht nicht mehr

viel Zeit zum Leben,

doch *leben* Sie

in der verbleibenden

Zeit.

Alles schien so einfach zu sein: als ob man eine Art Formel benutzen könnte und dann wäre alles in Ordnung.

Der Mann war sich nicht ganz sicher, ob er alles richtig verstanden hatte, was der Krebs-Überwinder gesagt hatte, aber er hörte sich sagen: „Gut, was habe ich schon zu verlieren?"

Der Krebs-Überwinder blieb stehen und blickte den Mann mit dem nun schon vertrauten Lächeln an, das aus seinen Augen kam. „Alles, was Sie verlieren können", sagte er, „sind Ihre Ängste, Ihr Zorn und Ihre Schuld. Ich werde die erste Verabredung für Sie festlegen.

Während des Wochenendes denken Sie darüber nach, daß Sie selbst für Ihre Gesundung verantwortlich sind. SIE BESTIMMEN SELBST!"

DREI

DER KREBS-ÜBERWINDER GLAUBT AN SEINE HEILUNG

◆

Am Montag darauf fand sich der Mann an einer Haustür nur wenige Straßen von seinem eigenen Haus entfernt wieder. Er war hier schon einige Male vorbeigegangen und erinnerte sich daran, daß er wegen des Schildes über der Klingel in sich hinein gelacht hatte – HIER WIRD LIEBE GESPROCHEN.

Nun war er an eben diesem Haus wieder und suchte Antworten, für die er nicht einmal die Fragen wirklich kannte. Das erschien ihm recht merkwürdig.

Eine attraktive Frau öffnete die Tür. Ihre Stimme war angenehm. „Willkommen, ich bin Mary. Seit der Krebs-Überwinder mich letzte Woche anrief, freue ich mich auf das Gespräch mit Ihnen. Er ist ein außergewöhnlicher Mensch, nicht wahr?" fragte sie ihn, während sie ihn zu einem Tisch führte, auf dem sie Kräutertee bereitgestellt hatte.

„Ja, sehr", sagte der Mann und setzte sich hin. „Haben Sie etwas dagegen, daß ich mir Notizen mache?" fragte er.

„Keineswegs", sagte Mary. „Der Krebs-Überwinder meinte, wir sollten den Bereich der Überzeugungen besprechen. Lassen Sie uns gleich anfangen.

Der Ausgangspunkt ist eine Frage. Was bedeutet Krebs Ihrer Meinung nach?"

„Ich weiß es nicht genau", sagte der Mann. „Ich weiß, daß es eine gefährliche Krankheit ist, die mein Leben wahrscheinlich sehr schnell beenden wird, wenn ich nicht irgend etwas tue. Und der Krebs-Überwinder sagte, es sei nicht nur eine körperliche Krankheit. Für mich ist Krebs das Negativste, mit dem ich es jemals zu tun hatte."

Mary lächelte. „Diese Meinung über den Krebs ist weitverbreitet. Die Gesellschaft hat uns dazu gebracht, daß wir negativ über den Krebs denken. Und obwohl das einerseits gut sein kann, hat es auch zu einigen schwerwiegenden Unwahrheiten geführt.

Die *drei hauptsächlichen Unwahrheiten* über den Krebs, an die wir glauben, sind:

1. Krebs bedeutet Tod.
2. Eine Behandlung ist erfolglos und hat schädliche Nebenwirkungen.
3. Wenn Sie erst einmal Krebs haben, dann können Sie nichts tun, um sich zu helfen.

Die Wahrheit über diese Feststellungen ist:

1. Krebs kann, aber muß nicht Tod bedeuten.
2. Mit jedem Tag wird die Behandlung erfolgreicher und werden die Nebenwirkungen weniger gravierend.
3. Wenn Sie Krebs haben, dann können Sie *vieles* tun – besonders im spirituellen, psychologischen und emotionalen Bereich –, um sich zu helfen.

Die Unwahrheiten führen zu Überzeugungen, die letztlich in Verzweiflung münden. In der Verzweiflung gibt es keine Kraft. Doch die Wahrheit führt zu Hoffnung. In der Hoffnung liegt eine *bedeutende* Kraft.

Es ist entscheidend für Ihre Reise, wie Sie über den Krebs denken. Ihre Auffassungen von der Krankheit, der Behandlung und Ihrer eigenen Rolle haben eine große Auswirkung auf das Ergebnis. Sie können diese Überzeugungen wählen."

Der Mann konnte verstehen, warum der Krebs-Überwinder wollte, daß er mit Mary sprach. Sie strahlte Stärke aus, als sie über die Überzeugungen sprach. Er selbst hatte tatsächlich auch die meisten der negativen Auffassungen, über die Mary gesprochen hatte.

„Ich möchte an die hoffnungsvollen Gedanken glauben", gab der Mann zu, „aber ich weiß nicht, ob ich sofort daran glauben kann."

„Überzeugungen", sagte Mary, „verändern sich manchmal nicht leicht. Wir wollen uns jede einzelne ein wenig genauer ansehen. Beginnen wir mit der Krankheit.

Es ist wirklich wahr, daß Krebs kein Synonym für Tod ist. Als bei mir vor sieben Jahren Brustkrebs festgestellt wurde, dachte ich, ich müßte sterben. Dann erfuhr ich mehr über diese Krankheit. Krebs wird tatsächlich in ungefähr der Hälfte aller Fälle geheilt. Und über achtzig Prozent der Patienten, die den Typ Krebs haben, den ich hatte, überleben fünf Jahre. Es ist eine Tatsache, daß Krebs nicht Tod bedeutet – er kann, aber er muß nicht den Tod bedeuten."

Der Mann machte sich Notizen. Gut, das war sicher richtig. Sein Krebs war nicht automatisch ein Todesurteil. Das war eine positive Überzeugung, die er annehmen konnte. Daß er Krebs hatte, bedeutete noch lange nicht, daß er sterben mußte. Es war gut, das von Mary zu hören.

Mary machte eine kleine Pause, damit er einen Schluck Tee trinken konnte.

„Dann kommen die Behandlungen. Was halten Sie von Behandlungen?" fragte sie.

Der Mann zögerte und sagte dann: „Ich glaube, sie sind wahrscheinlich nicht sehr wirksam. Und ich habe Angst vor den möglichen Nebenwirkungen."

Es schien, daß Mary eine sehr ähnliche Erfahrung auf ihrer Krebsreise gemacht hatte. „Ich dachte am Anfang genauso. Meine Behandlung bestand aus einer Operation mit anschließender Chemotherapie. Ich hatte nur Schlechtes über Mastektomien[2] gehört. Und Chemotherapie – ich dachte, es sei eine Letzte-Hoffnung-Droge.

Doch dann versicherte mir der Arzt, die Operationstechniken würden immer besser, und das gälte auch für die Chemotherapie. In der Tat machte der Behandlungsplan viel Hoffnung."

„Und die Nebenwirkungen?" fragte der Mann.

„Ich hatte Glück", sagte Mary. „Gerade als die Chemotherapie-Behandlungen bei mir begannen, las ich etwas über die psychologische Komponente von Nebenwirkungen. Ein Forscherteam hatte eine Gruppe von Menschen beobachtet, denen man statt der Chemothe-

---

[2] Anmerk. d. Übers.: Mastektomie ist die operative Entfernung des Drüsengewebes der weiblichen Brust; im Unterschied zur radikalen Mammaamputation werden die Brustmuskeln und regionalen Lymphknoten nicht entfernt.

Sie können Ihre Überzeugungen wählen.

rapie Spritzen mit sterilisiertem Wasser gegeben hatte, und bei einem Drittel dieser Menschen fielen die Haare aus."

„Ich verstehe das nicht", sagte der Mann.

„Die einzige Erklärung, die die Wissenschaftler für den Haarausfall geben konnten, war psychologischer Art. Die Patienten verloren ihre Haare, weil sie *glaubten*, die Chemotherapie würde das bei ihnen bewirken.

Und da ist noch etwas." Mary fuhr ohne Pause fort: „In einer anderen Gruppe wurde es 30 % der Menschen *auf dem Weg* zur Chemotherapie übel. Sie bekamen den Brechreiz nicht nach der Anwendung des Medikamentes, nicht während seiner Anwendung, sondern *vorher* – nur bei dem Gedanken an die Chemotherapie.

Das bedeutet natürlich nicht, daß niemals wieder Nebenwirkungen auftreten werden – es bedeutet, daß es eine psychologische Komponente bei den Nebenwirkungen gibt und daß wir uns bemühen können, diese Komponente zu lenken.

Kurz gesagt, die Auffassung, die wir bestärken wollen, ist die, daß die Behandlung unsere Freundin ist. Und als unsere Freundin ist sie eine wirksame Hilfe, um den körperlichen Teil der Krankheit zu überwinden. Dann ist es angemessen anzunehmen, daß die Nebenwirkungen höchstwahrscheinlich sehr gering sein werden."

„Sie verlangen eine Menge", sagte der Mann. „Ich soll auch eine Chemotherapie beginnen. Und ich betrachte diese Medikamente überhaupt nicht als Freund oder Freundin."

Mary fuhr fort: „Der Krebs-Überwinder hat mich gelehrt, daß ich als Patientin an mein Behandlungsprogramm sogar noch stärker glauben solle als der Arzt, der es verschrieben hat! Das war eine Offenbarung für mich. Er sagte auch noch, daß ich von dem Behandlungsprogramm begeistert sein solle. Ich müsse mich nach der Behandlung ausrichten, an ihre Wirksamkeit glauben und sie als eine willkommene Freundin betrachten. Ich gebe zu, daß ich viel Zeit brauchte, bis ich mir diese Auffassung zu eigen gemacht hatte."

Noch mehr Notizen. Allmählich begann der Mann, etwas zu verstehen. Der Krebs-Überwinder hatte recht. Krebs bedeutete mehr als nur das Körperliche.

„Doch noch wichtiger als die Auffassungen über die Krankheit, die Behandlung und die Nebenwirkungen", fuhr Mary fort, „sind die Vorstellungen, die wir von unserer Verantwortung auf der Krebsreise haben. Die Auffassungen von der eigenen Rolle, die wir dabei spielen, sind von großer Bedeutung."

„Was meinen Sie damit?" fragte der Mann.

„Überzeugungen sind faszinierend", sagte Mary. „Für mich begannen sie mit dem Gedanken, daß meine Rolle die einer unterwürfigen Patientin sein müsse. Zuerst glaubte ich nicht, daß ich noch mehr tun könne.

Dann hatte ich wiederum Glück. Dieselbe Bibliothek, in der ich die Fakten über die Nebenwirkungen gefunden hatte, konnte mir noch weitere Informationen über andere Aspekte der Krebserfahrung geben. Bald las ich Bücher über die Rolle, die ich bei meinem Ärzteteam, bei der Krankheit und in meiner Familie spielen konnte. Zum ersten Mal war ich nun in der Lage, über meine Krankheit selbst zu bestimmen. Ich konnte meine Rolle darin sehen, daß ich ein gesamtes Behandlungsprogramm leitete, das das medizinische Team, aber auch meinen Geist und meine Seele einschloß.

Ich vertiefte mein Wissen. Ich arbeitete. Ich fachte meinen Lebenswillen neu an", sagte Mary mit einem ansteckenden Enthusiasmus. „Ich las jedes Buch. Ich hörte mir jedes Tonband an. Ich sah mir jede Videokassette an. Und ich machte mir Notizen und Zusammenfassungen über fast alles, was sich auf Krebs bezog. Es steht außer Zweifel, daß dieses Lernen ein wesentlicher Teil meines Genesungsprozesses war.

Doch so gut auch all diese Dinge waren, so wichtig mein Lernen war, immer wieder kam ich auf den Geist und die Seele zurück. Es wurde mir klar, daß Geist und Seele die wichtigsten Bestandteile meines Behandlungsplanes waren, die ich direkt beeinflussen konnte.

Das führte mich zu der meiner Meinung nach stärksten und wichtigsten Überzeugung, die ich je gewonnen hatte. Ich begriff, daß ich zwar *Krebs hatte*, aber der *Krebs nicht mich hatte.*"

„Was meinen Sie denn damit?" fragte der Mann.

Mary erklärte lächelnd: „Ich möchte damit sagen, daß ich mich nicht nur als einen von Krebs durchlöcherten Körper betrachtete, sondern auch als einen Geist und eine Seele, die sehr lebendig waren und sich mit Kraft emporschwingen wollten. Dadurch war ich imstande, eine wichtige Unterscheidung zu treffen. Ich war in der Lage, den Menschen, der ich war, von der Krankheit zu trennen, die ich hatte. Ich beherrschte meinen Geist und meine Seele! Und mein Geist und meine Seele hatten nur dann Krebs, wenn ich es erlaubte.

Ich war als Mensch viel mehr als die Krankheit, die ich

**Auch wenn ich
Krebs habe,
hat mich der
Krebs nicht.**

hatte. Das meine ich, wenn ich sage: ‚Auch wenn ich Krebs habe, hat mich der Krebs nicht.' Das ist eine sehr starke Überzeugung."

Der Mann vervollständigte seine Notizen. „Erzählen Sie mir noch mehr", sagte er.

„Der Krebs-Überwinder lehrte mich noch einige andere Überzeugungen", sagte Mary. „Eine der wichtigsten betraf die Krebszellen. Ich sagte einmal zu dem Krebs-Überwinder, daß es furchtbar beängstigend sei, an den Krebs als etwas zu denken, das meinen Körper von innen her aufzehrte. Damals verbesserte er diese falsche Vorstellung freundlich und mit Nachdruck. Ich kann mich gut an seine Worte erinnern: ‚Krebszellen essen keine anderen Zellen. Krebszellen sind schwache und durcheinander geratene Zellen.'

Der Krebs-Überwinder erklärte dann weiter, daß die Zellen selbst nicht intelligent seien. Sie bildeten kein Organ im Körper. Sondern sie seien verrückt geworden. Sie seien verwirrt."

„Das ist wahr", sagte der Mann. „Ich habe immer geglaubt, der Krebs sei allmächtig. Das ist eine gefährliche Unwahrheit, nicht wahr?"

„Ja", bestätigte Mary, „und eine andere wichtige Überzeugung gibt der Behandlung eine neue Bedeutung.

In unserem Körper haben wir den Todfeind der Krebszellen, nämlich unser körpereigenes Immunsystem. Sehen Sie, die Chirurgen, die Bestrahlung, die Chemotherapie oder andere Behandlungen sind nicht allmächtig. Sie allein können den Krebs nicht heilen, sondern diese Behandlungen helfen dem Immunsystem, den Körper zu heilen – von innen heraus! Die Rolle der Ärzte ist es also, das körpereigene Immunsystem zu unterstützen! Ist das nicht eine erstaunliche Entdeckung?"

Der Mann dachte über das nach, was er gerade gehört hatte. Das war eindrucksvoll! Und ihm wurde klar, daß die Dinge, die er gehört hatte, eine weitreichende Auswirkung auf sein eigenes Genesungsprogramm haben könnten. „Ja", sagte er, „ich glaube, daß mir die große Bedeutung dessen, was Sie gerade gesagt haben, klar zu werden beginnt."

Mary fuhr fort: „Der Krebs-Überwinder lehrte mich, daß der Krebs eine bedeutsame psychologische, emotionale und spirituelle Komponente hat. Das können wir besser verstehen, wenn wir Streß betrachten und die Art, wie wir mit ihm umgehen.

Sie werden später noch mehr über Streß lernen. Doch das Wichtigste ist, daß falsch behandelter Streß sowohl zu einer physischen wie auch zu einer psychischen Reaktion führen kann. Diese Reaktion wird vom Verstand kontrolliert. Ist die Reaktion unangemessen oder wird sie gar ganz unterdrückt, erhält der Körper verwirrende Signale. Das hat zur Folge, daß unser Immunsystem eingeschränkt und weniger wirksam bei der Abwehr potentieller Krebszellen wird.

Diese Grundlagen werden in einem Bereich der Medizin gesammelt, der Psychoneuroimmunologie genannt wird. Dabei geht es darum, daß Geist und Seele auf den Körper einwirken.

Gefühle von Angst, Zorn und Schuld können Körper, Geist und Seele krank machen. Doch Gefühle von

Liebe, Freude und Frieden führen zu Gesundheit und Wohlbefinden in allen drei Bereichen."

Der Mann schrieb sich dies alles auf. Die meisten Gedanken, die Mary äußerte, waren neu für ihn.

Der Mann zögerte einen Augenblick: „Bedeutet das, daß es meine Schuld ist, daß ich jetzt Krebs habe?"

„Nein, nein!" sagte Mary. „Das ist eine viel zu starre Sicht. Sie sind nicht schuld an Ihrem Krebs. Doch Ihre Unfähigkeit, mit Streß konstruktiv umzugehen, Konflikte kreativ zu überwinden und Ängste zu bewältigen, haben vielleicht zu dem Beginn der Krankheit beigetragen. Natürlich war dies keine bewußte Entscheidung. Wir nehmen uns nicht vor, Krebs zu bekommen. Und doch könnten wir unbewußt zu dem Ausbruch beigetragen haben.

Hierin liegt nun aber auch die Hoffnung: Wenn Sie glauben, daß Sie zu Ihrer Krankheit beigetragen haben könnten, müssen Sie auch glauben, daß Sie die Kraft besitzen, zu Ihrer Genesung beizutragen.

Die psychologischen und spirituellen Komponenten können für oder gegen uns arbeiten. Wir haben die Wahl."

Der Mann nickte nachdenklich, verstehend. Diese Überzeugung bekam nun allmählich einen Sinn. Und öffnete der Hoffnung eine Tür.

„Vielleicht hilft es Ihnen, wenn Sie den Zusammenhang verstehen", fügte Mary hinzu. „Hinter all diesen Erklärungen steht eine revolutionäre Annahme, die man von Grund auf verstehen und an die man glauben muß. Die Annahme ist, daß der Krebs ein Prozeß ist."

„Bitte erklären Sie das ein bißchen genauer", sagte der Mann.

„Die konventionelle medizinische Erkenntnis sagt, daß der Krebs ein Ding sei, eine räumliche Einheit oder ein körperlicher Zustand. Meine Ärzte sprachen von Krebs als Tumoren. Sie sprachen von Krebs als einem unnormalen Zustand, der durch diese Tumoren gekennzeichnet sei. Für sie war das Wort *Krebs* ein Substantiv – ein Ding."

„Das ist natürlich richtig", sagte der Mann.

„Ja", nickte Mary. „Aber es ist auch eine sehr oberflächliche Beschreibung des Krebses. Zum Beispiel hielt ich einen Golfball früher einfach für eine runde, weiße Kugel mit einer gekräuselten Oberfläche. Doch dann sah ich einen Golfball, der in der Mitte aufgeschnitten war.

Da war natürlich die weiße, gekräuselte Schale. Aber auch noch vieles andere. Direkt unter der Oberfläche war eine dunkelrote gummiartige Schicht. Sie bedeckte und schützte die nächste Schicht, die aus braunen Gummibändern bestand. Sie waren überall im Innern des Balls eng aufgewickelt. Und genau in der Mitte befand sich ein harter, schwarzer Gummiball von der Größe einer großen Erbse.

Jetzt, nachdem ich den zerschnittenen Ball gesehen habe, ist für mich die Beschreibung eines Golfballes als runde, weiße und gekräuselte Kugel unvollständig. Dasselbe gilt für den Krebs."

„Ich verstehe noch nicht, worauf Sie hinaus wollen", sagte der Mann.

„Überprüfen Sie Ihre eigene Krebserfahrung über die

Erscheinungen an der Oberfläche hinaus. Öffnen Sie Ihren Geist für die volle Bedeutung der Idee, daß der Krebs mehr als ein körperlicher Zustand ist. Der Krebs ist nicht eine Krankheit, deren Opfer Sie sind. Er ist ein Vorgang, den Sie beherrschen können.

Die Mediziner benutzen Krebs als ein Substantiv. Ich ermutige Sie, Krebs in ein Verb umzuformen, ein Tätigkeitswort! Ich möchte Sie auffordern, daß Sie sich selbst von nun an als jemand begreifen, sehen und fühlen, der ‚Krebs erlebt‘.“

„*Krebs erleben*?“ fragte der Mann.

„Ja“, sagte Mary. „Das Verb ‚Krebs erleben‘ verschiebt den Schwerpunkt weg von einer Krankheit, die wir haben, hinein in einen Vorgang, den wir durchmachen.“

„Krebs erleben“, grübelte der Mann. „Das klingt recht seltsam.“

„Nun“, sagte Mary, „der fremde Klang wird mithelfen, Sie daran zu erinnern, daß dies ein Vorgang ist und daß Sie darin eine wichtige Rolle spielen.“

„Würden Sie bitte diesen Prozeß erläutern?“ fragte der Mann.

„Gut“, sagte Mary, „wir wollen die charakteristischen Stufen besprechen.

Zuerst müssen wir verstehen, daß nicht jeder Krebspatient eine Erfahrung macht, die diesem Muster entspricht. Sicherlich gibt es genetische Ursachen für Krebs. Manche Menschen werden mit dieser unglücklichen körperlichen Disposition geboren. Und es gibt gar keinen Zweifel, daß Karzinogene in unserer Umwelt, in unseren

Der Krebs

ist nicht eine Krankheit,

deren Opfer Sie sind.

Er ist ein Vorgang,

den Sie

beherrschen können.

Nahrungsmitteln, überall um uns herum etwas Bösartiges auslösen können.

Doch mehren sich die Anzeichen, daß viele Krebserkrankungen mit Streß in Verbindung stehen. Der Prozentsatz ist vielleicht sogar viel höher als anfänglich vermutet. Eine Forschungsgruppe fand in einer neueren Untersuchung heraus, daß mehr als 90 % der Untersuchten den Ausbruch des Krebses in eine Zeit mit großem Streß zurückverfolgen konnten. Die Forscher gingen sogar so weit zu sagen, daß ihrer Meinung nach derselbe Prozentsatz wahrscheinlich für alle Krebsarten zutreffe."

„Erstaunlich", sagte der Mann.

„Die Beweise mehren sich. Oftmals beginnt in einem Körper der Prozeß des Krebserlebens wegen eines ausgedehnten emotionalen Konfliktes, der seine Ursache im Streß hat. Und dieser emotionale Konflikt – Gefühle von Verlust, Hoffnungslosigkeit und Verzweiflung – können zu Depressionen führen. Heute glauben die Wissenschaftler, daß es eine Art direkter Verbindung zwischen geistig-seelischer Niedergeschlagenheit und der Einschränkung des Immunsystems geben muß. Die Folge kann der Ausbruch einer Krankheit sein.

Nun müssen wir eine sorgfältige Unterscheidung machen. Damit soll nämlich nicht gesagt werden, daß alle Menschen, die emotionalen Kummer haben, Krebs bekommen werden. Nein, es bedeutet vielmehr, daß der Vorgang des Krebserlebens oft im seelischen Bereich beginnt.

Vielleicht sind die ersten Symptome kaum nachweisbar. Und es können Monate oder sogar Jahre vergehen, ehe sich körperliche Symptome einstellen. Die körperlichen Symptome zwingen den Patienten dann schließlich dazu, einen Arzt aufzusuchen und sich eine Diagnose stellen zu lassen. Dann wird ein Behandlungsplan aufgestellt und die Behandlung begonnen.

Für den körperlichen Bereich ist zwar ein geeignetes Behandlungsprogramm unerläßlich, doch ich ermutige Sie zu verstehen, daß der Vorgang des Krebserlebens weit umfassender ist. Der körperliche Anteil – der Tumor – ist nur ein Signal dieses Prozesses."

Der Mann saß einen Augenblick schweigend da. „Intuitiv kann ich das verstehen. Aber mein Verstand wehrt sich dagegen."

Mary sagte: „Glauben Sie, daß das Krebserleben die traditionelle, rationale medizinische Vorgehensweise ausschließt? Das Krebserleben schließt sie ein. Wir öffnen nur einfach unsere Gedanken über die Grenzen dieses Denkens hinaus. Denn die Wahrheit ist, daß das Erleben von Krebs sowohl rational als auch intuitiv ist.

Glauben Sie mir, der Krebs passiert uns nicht rein zufällig. Er kann von innerer Unstimmigkeit, entweder körperlicher oder gefühlsmäßiger Art, herrühren. Und das hat zwei Folgen. Eine ist die Verantwortung. Wir sind möglicherweise, wenigstens unbewußt, dafür verantwortlich, zu dem Ausbruch der Krankheit beigetragen zu haben.

Doch die zweite ist die Chance. Krebs ist eine umkehrbare Krankheit, und es gibt immer wieder Patienten, die einen solchen Umschwung glücklich erleben.

Es ist unsere Aufgabe, uns auf der Ebene von Geist und Seele für Harmonie zu entscheiden. Nur so können wir unserem Körper helfen, die körperliche Harmonie wiederherzustellen und zu erhalten.

Dies bedeutet wirklich, den Krebs zu überwinden. Und wenn wir ihn überwinden, können wir ihn sogar heilen."

Mary fuhr fort: „Der Krebs-Überwinder möchte uns gern helfen, die Bedeutung des Krebses neu zu bestimmen. Darunter versteht er, die Krankheit in einem neuen Licht zu sehen.

Und da diese Sicht einschließt, daß wir über einige Überzeugungen, die diese Krankheit, die Behandlung und unsere Rolle betreffen, noch einmal nachdenken müssen, macht der Krebs-Überwinder uns Mut zu der grundsätzlichen *Überzeugung, daß der Krebs eine Aufforderung ist, uns zu ändern.*

Natürlich hat der Krebs einen körperlichen Anteil, und er kann für unser Leben bedrohlich sein. Dennoch ist der Krebs für uns vor allem eine Ermahnung zur Veränderung.

Das meint der Krebs-Überwinder mit Veränderung: Wenn wir die Bereiche in unserem Leben, in denen Unruhe und Angst herrschen, verändern, so daß Liebe, Freude und Frieden gedeihen. Das bedeutet letztlich, den Krebs zu überwinden.

Und indem wir ihn überwinden, können wir ihn sogar heilen. Der Körper kann oft physisch auf neu erwachte Hoffnungen reagieren. Wenn der Geist und die Seele ihre Konflikte aufgelöst haben, gelingt es oft auch dem Körper, eine Krankheit zu überwinden. Dies geschieht, weil Körper, Geist und Seele als eine Einheit zusammenarbeiten.

Der Krebs

ist eine Aufforderung,

uns zu ändern.

Unsere Aufgabe besteht dann darin, die Bereiche herauszufinden, die einer Veränderung bedürfen, diese Veränderung durchzuführen und positive Möglichkeiten für die Zukunft zu wählen.

Der Krebs wird zu einer Botschaft, daß wir uns ändern müssen."

Der Mann schaute auf all seine Notizen. Er wollte gern etwas Zeit haben, um die eigentliche Bedeutung des Geschriebenen für sich selbst herauszufinden.

„Ich weiß, Sie brauchen Zeit zum Durcharbeiten", entgegnete Mary. „Arbeiten Sie diese Woche daran, Ihre negativen Überzeugungen durch positive zu ersetzen. Für die nächste Woche werde ich für Sie ein Treffen mit einem der wunderbarsten Menschen, denen Sie je begegnet sind, vereinbaren. Sie heißt Barbara und wird Ihnen etwas über den Prozeß des Veränderns beibringen – einem der wichtigsten Schritte bei der Lebensumstellung und beim Überwinden des Krebses."

Mary telefonierte, der Termin wurde festgelegt.

„Zum Abschluß möchte ich Ihnen die Lieblingsgeschichte des Krebs-Überwinders zum Thema Überzeugungen erzählen. Einer seiner Helden ist Christoph Columbus. Zu seiner Zeit glaubte jeder, daß die Welt eine Scheibe sei. Aber Columbus beschloß, diesen Glauben in Frage zu stellen. Er versuchte sein Glück, und seitdem ist die Welt nicht mehr so wie vorher! Er war ein wahrer Überwinder!

So ist es auch mit unseren Überzeugungen vom Krebs. Sie sind ein moderner Columbus, der bald zu einer Reise aufbricht. Manche Menschen werden Ihnen sagen, die Welt sei eine Scheibe. Glauben Sie es nicht! Sondern versuchen Sie Ihr Glück. Beginnen Sie die Reise. Werden Sie ein Krebs-Überwinder!

Im wahrsten Sinne des Wortes werden Sie das erleben, was Sie von dieser Reise glauben, das heißt, welche Hoffnung Sie in diese Reise setzen. Sie können – Sie müssen – Ihre Überzeugungen auswählen. Sorgen Sie dafür, daß es Überzeugungen sind, die Ihnen von Nutzen sind. Werden diese Überzeugungen Verzweiflung einflößen, oder werden sie Hoffnung wecken? Sie haben die Wahl."

Der Mann war von Marys Kraft und Autorität stark berührt, er verabschiedete sich und ging fort. Er war so beeindruckt, daß er sein Auto an der nächsten Querstraße anhielt, sein Notizbuch herausnahm und auf der Stelle eine Zusammenfassung des Gespräches niederschrieb.

Zusammenfassung der positiven Überzeugungen

Die Krankheit
1. Ich glaube nicht, daß Krebs Tod bedeutet.
2. Ich glaube, daß Krebszellen schwach und verwirrt sind; sie „essen" keine anderen Zellen.

Die Behandlung
3. Ich glaube, daß eine Behandlung gegen diese schwachen und verwirrten Zellen sehr erfolgreich ist.
4. Ich glaube, daß Nebenwirkungen, sollten sie überhaupt auftreten, gesteuert werden können.
5. Ich glaube, daß mein Immunsystem die Krebszellen ständig besiegt.

Meine Rolle

6. Ich glaube, daß ich für meine Krebsreise selbst verantwortlich bin.

7. Ich glaube, daß ich das gesamte Behandlungsprogramm leite.

8. Ich glaube, daß ich den ‚Krebs erlebe‘. Das ist ein
Vorgang, den ich beherrschen kann.

9. Ich glaube, daß ich die emotionale, psychologische
und spirituelle Seite der Krankheit lenken kann.

10. Ich glaube, daß der Krebs eine Botschaft für mich
ist, mich zu ändern.

VIER

DER KREBS-ÜBERWINDER VERÄNDERT SICH UND SEIN LEBEN

◆

In der nächsten Woche stand der Mann am frühen Morgen vor der Tür von Barbaras Haus. Als erstes bemerkte er Barbaras Lächeln. Den gleichen fröhlichen Ausdruck hatte er bei Mary und dem Krebs-Überwinder gesehen. Und Barbaras Stimme – sie war ruhig und beruhigend, noch ein Anzeichen für ihre offensichtliche Wärme. Sie gingen auf die Terrasse.

„Wie geht Ihre Reise voran?" begann Barbara.

„Nun, ich habe sie gerade erst begonnen", antwortete der Mann. „Doch meine Überzeugungen haben sich schon beträchtlich gewandelt. Ich habe weniger Angst vor dieser Krankheit. Und ich habe mehr Vertrauen in die Behandlung und in die Ärzte."

„Ausgezeichnet", sagte Barbara. „Und wie geht es Ihnen mit Ihrer eigenen Rolle?"

„Meine Rolle ist der Bereich, der mich am meisten verwirrt. Offengestanden bezweifle ich wirklich, daß mein Denken und Fühlen eine große Auswirkung auf den Krebs haben werden. Daher bin ich mir meiner Rolle nicht sicher."

„Sprechen wir doch darüber", sagte Barbara. „Der Krebs-Überwinder lehrt uns, daß unsere Rolle vor allem in dem Bereich liegt, den er ,*verändern*', nennt.

Die Veränderung beginnt mit ganz einfachen Dingen – Ernährung und Übungen. Eine gute Ernährung ist wichtig für unser Wohlbefinden. Einzelheiten über eine vernünftige Ernährung werden von verschiedenen Seiten angeboten. Informieren Sie sich. Erkundigen Sie sich nach den Richtlinien der Deutschen Krebshilfe. Ziehen Sie auch eine Zusatznahrung in Betracht. Werden Sie Experte für Ihre Ernährung. Handeln Sie nach der Überzeugung, daß es wichtig ist, was für eine Nahrung Sie Ihrem Körper zukommen lassen. Sie sollten die beste Ernährung bekommen.

Und körperliche Bewegung. Viele Menschen haben hier erhebliche Probleme. Doch selbst körperlich eingeschränkte Patienten können in einem gewissen Umfang ein Übungsprogramm durchführen. Das hat körperliche und seelische Vorteile. Die Art der Übungen und die Häufigkeit bestimmen Sie. Der Krebs-Überwinder hat sich eine halbe Stunde dreimal pro Woche als Ziel gesetzt. Ich mache es genauso und habe das Gehen gewählt. Wie auf dem Gebiet der Ernährung sollten Sie auch hier die verfügbaren Bücher lesen und zum Fachmann für Ihre Übungen werden. Denken Sie daran, das Ziel ist, daß Sie sich kräftiger fühlen; Sie sollen kein Spitzensportler werden.

Doch so wichtig die Ernährung und die körperliche Bewegung auch sind, wenn der Krebs-Überwinder von Veränderung redet, dann legt er die Betonung auf den psychologischen und emotionalen Bereich. Und er beginnt dabei mit der Liebe zu uns selbst. Wenn wir keine gesunde Wertschätzung für uns selbst empfinden, werden wir uns wahrscheinlich nicht richtig ernähren und bewegen.

Das Verändern geht über die Äußerlichkeiten von Ernährung und körperlichen Übungen hinaus. Wenn wir seine Bedeutung untersuchen, dann konzentrieren wir uns darauf, gefühlsmäßige Sperren und selbstzerstörerisches Verhalten in unserem Leben herauszufinden und unser Leben davon zu befreien. Das ist sehr wichtig, denn das Prinzip des Veränderns gründet sich auf die Voraussetzung, daß unsere Gefühle uns körperlich beeinflussen."

„Ist das wirklich nachweisbar?" fragte der Mann.

„Ich weiß nicht genau, was Sie als Beweis fordern", fuhr Barbara fort. „In dem ganzen Bereich der Psychoneuroimmunologie, PNI abgekürzt, wird dokumentiert, daß der Geist die Krankheit dominiert. Und das ist wirklich so. Ich möchte Sie ermutigen, sich für die Möglichkeiten, die darin liegen, zu öffnen.

In einfachen Worten, der Krebs-Überwinder ermutigt uns anzuerkennen, daß Verhalten, Überzeugungen und Gedanken zusammen einen geistigen und emotionalen Ausblick auf das Leben schaffen, einen emotionalen Lebensstil. Diese Emotionen, seien sie positiv oder negativ, wirken sich auf den Körper aus. Unsere Überzeugungen, Verhaltensweisen und Gefühle führen zu Krankheit oder zu Gesundheit.

Vielleicht noch erstaunlicher: Der Krebs-Überwinder lehrt uns, daß die Gefühle eine zentrale Rolle in dem Ausbruch und Verlauf der Krebserkrankung spielen können."

„Warten Sie", unterbrach der Mann. „Sie sagen da

gerade Dinge, die gar nicht bewiesen sind. Ich bin ein Geschäftsmann. Ich brauche Beweise. Ich dachte auch, wir wollten über das Verändern sprechen, nicht über Gefühle."

Barbara beobachtete seinen überraschenden Widerstand. Wie konnte sie ihn durchbrechen? Könnte seine Reaktion ein Schlüssel zu seinem Problem sein?

Obwohl es nicht Barbaras Art war, anderen etwas entgegenzuhalten, hörte sie, wie sie fest zu dem Mann sagte: „Ich bitte Sie, mit Ihrem Verstand zuzuhören, nicht nur mit Ihren Ohren."

Der Mann starrte sie an. Es war nicht schwer, sein Unbehagen zu fühlen. Oder war es leicht verschleierter Ärger?

„Wir *sprechen* ja gerade über das Verändern", sagte Barbara. „Und die Gefühle sind das wirkliche Kernproblem beim Verändern.

Ich bin keine Ärztin oder medizinische Forscherin. Doch Spezialisten auf dem Gebiet der PNI haben uns viel Material für den Beweis geliefert, daß Gefühle eine ausschlaggebende Rolle für die Gesundheit spielen. Bedenken Sie das Folgende:

Krebszellen sind regelmäßig in fast allen Menschen vorhanden. Doch werden nur relativ wenige dieser Menschen krank. Das liegt daran, daß das körpereigene Immunsystem so kräftig ist. Es ist der natürliche Feind der anomalen Zellen. Das Immunsystem hält diese Zellen laufend zurück oder zerstört sie, und sie werden dann durch natürliche Vorgänge im Körper weggebracht.

Wenn eine bösartige Zelle aber nicht zerstört wird, was ist der Grund dafür, daß das Immunsystem nicht

Überzeugungen,

Verhaltensweisen

und Gefühle

führen zu Krankheit

oder zu Gesundheit.

arbeitet? Welcher Fehler in dem Verteidigungssystem des Körpers erlaubt es diesen Zellen, daß sie sich in einen lebensbedrohenden Tumor verwandeln? Warum hat er sich gerade jetzt entwickelt? Was hat das Immunsystem veranlaßt, nicht mit voller Kraft zu arbeiten, obwohl es doch so viele Jahre so sehr erfolgreich gewirkt hat?

Manche Menschen beantworten diese Fragen, indem sie darauf bestehen, es sei eine Frage der Genetik. Andere halten die Ernährung für verantwortlich. Wieder andere verkünden, es seien die Karzinogene in der Umwelt.

All dies kann zur Beantwortung der Frage zwar beitragen: ‚Warum gerade jetzt Krebs?‘ Doch nichts gibt eine vollständige Erklärung."

Barbara lehnte sich vor und berührte den Arm des Mannes. „Hören Sie genau zu", sagte sie. „Vielleicht ist dies dem Beweis, den Sie zu brauchen scheinen, am nächsten."

Der Mann saß ruhig da. Barbara fuhr fort:

„Die Genetik, Karzinogene und die Ernährung spielen eine Rolle bei der Entstehung von Krebs. Doch warum sind sie nicht durchweg der Anstoß? Wenn eine genetische Anfälligkeit für Krebs vorhanden ist, so hat sie immer bestanden. Die Ernährung mag eine Rolle spielen, aber mit größter Wahrscheinlichkeit ist die Ernährung des Patienten über Jahre ziemlich gleich gewesen. Und was die Karzinogene betrifft, so sind die meisten Menschen sicherlich schädigenden Substanzen schon früher ausgesetzt gewesen. Also warum gerade jetzt? Was ist anders zu diesem Zeitpunkt und gestattet es dem Krebs, sich zu entwickeln?

An diesem Punkt bringt uns PNI wieder zu den emotionalen Aspekten. Was ist anders? Untersuchungen zu einem frühen Zeitpunkt haben ergeben, daß die Entwicklung von Krebs nicht nur das Vorhandensein von anomalen Zellen voraussetzt, sondern auch eine Schwächung der natürlichen Abwehrkräfte des Körpers, des Immunsystems.

Und was könnte das Immunsystem schwächen? Veränderte emotionale Zustände."

Der Mann hörte intensiv zu.

„Nicht nur *veränderte* emotionale Zustände, sondern *belastete* emotionale Zustände, Furcht, Ärger, Schuld. Alle negativen emotionalen Zustände. Alle sind gemeinhin das Ergebnis von einem falschen Umgang mit dem Streß. Alle tragen dazu bei, den Menschen und das Immunsystem niederzudrücken."

Der Mann begann nun, sich einige Notizen zu machen. Barbara blickte auf sein Papier und sah, daß er das Wort Streß einkreiste.

„Von der emotionalen Seite des Krebses", fuhr Barbara fort, „können wir einiges im Rahmen des Stresses verstehen. Tatsächlich ist nicht der Streß selbst das Problem, sondern wie wir mit ihm umgehen."

„Erzählen Sie mir noch mehr davon", sagte der Mann.

„Es gibt Zeiten, in denen stärkere emotionale Erregungen in unserem Leben auftreten und wir größerem Streß ausgesetzt sind. Ärzte haben festgestellt, daß eine Krankheit mit einer höheren Wahrscheinlichkeit auftritt, wenn das Leben der betreffenden Menschen von Ereignissen beherrscht wurde, die mit viel Streß verbunden waren.

Bei einigen Krankheiten wird ein ursächlicher Zusammenhang mit Streß bereits von den Medizinern allgemein anerkannt – Magengeschwüre, Bluthochdruck, Kopfschmerzen, sogar einige Herzerkrankungen. In jüngster Zeit wurde jedoch beobachtet, daß auch Rückenschmerzen, Infektionen und sogar Unfälle vermehrt auftraten, wenn der betreffende Mensch emotionalen Erregungen ausgesetzt war. Glauben Sie, daß dies alles richtig ist?"

„Ja", sagte der Mann.

„Gut", sagte Barbara. „Es *ist* richtig. Und die medizinische Forschung findet mehr und mehr Krankheiten, die durch Streß verursacht werden.

Der Streß kann zu seelischen Veränderungen führen. Der Streß kann unseren Bezug zum Leben in Frage stellen. Vielleicht stellt er unsere Gewohnheiten, Beziehungen und unser Selbstbild in Frage. Wir ‚spüren' diese Herausforderung – gefühlsmäßig."

„Ist das so wie die Reaktion auf eine Gefahr: ‚Kampf oder Flucht'?" fragte der Mann.

„Genauso ist es. Der menschliche Körper ist mit einigen phantastischen Fähigkeiten ausgestattet, die uns beschützen. Wenn unsere Vorfahren auf ihrem Weg einem Tiger begegneten, gab es sofort eine Reaktion. Ihre Atmung beschleunigte sich, ihr Adrenalin floß, und ihr Herz schlug schneller. In einer Streßsituation bereitete der Körper den Menschen darauf vor, entweder zu bleiben und den Tiger zu bekämpfen oder so schnell wie möglich aus dem Revier zu verschwinden. Daher also stammt die Kampf-oder-Flucht-Reaktion.

Heute, im zwanzigsten Jahrhundert haben es die Menschen normalerweise nicht mit einem Tiger auf ihrem Weg zu tun. Doch wir haben es mit geistigen Tigern zu tun – immerzu. Und zwar mit Streß, der die gleichen körperlichen Symptome auslösen kann.

Doch statt zu kämpfen oder zu fliehen, was das Adrenalin, den schnellen Herzschlag und die schnellere Atmung benötigt, unterdrücken oder verleugnen die modernen Menschen von heute diese Reaktion. Die Reaktion des Körpers auf einen gefühlsmäßigen Reiz wird nicht ausgeführt. Wenn wir keine Möglichkeit für eine äußere Reaktion haben, wird der Streß nach innen geführt. Und solch ein nach innen geleiteter Streß kann uns auf die Dauer in Schwierigkeiten bringen.

Es ist erstaunlich. Die Forschung hat herausgefunden, daß der Streß sowohl mit negativen wie auch positiven Veränderungen verbunden ist. Ein Ereignis wie der Tod eines Partners steht ganz oben in der Liste der streßauslösenden Faktoren; aber auch ein normalerweise positives Ereignis wie eine Heirat erzeugt erheblichen Streß. Es ist so, daß negative wie auch positive Ereignisse in unserem Leben neue Fertigkeiten zu ihrer Bewältigung erfordern. Beide können als gefühlsmäßiger Konflikt erlebt werden.

Es genügt nicht, daß wir nur die mit Streß verbundenen Ereignisse analysieren oder neue Verarbeitungsfertigkeiten erwerben. Wir müssen die Emotionen erkennen, die hinter dem Streß stehen und die stets ihren Ursprung in einer Form von Angst, Ärger oder Schuld haben."

Der Mann machte sich jetzt viele Notizen.

„Dann ist von entscheidender Bedeutung, wie wir mit

den Gefühlen umgehen, die mit dem Streß verbunden sind. Zweierlei muß geschehen bei einem erfolgreichen Umgang mit dem Streß. Der Krebs-Überwinder bezeichnet es als Streß-Abbau-Methode:

VERÄNDERN SIE IHRE VORSTELLUNG VON SICH SELBST,

UND

VERÄNDERN SIE IHRE VORSTELLUNG VON IHREM PROBLEM!

Es ist wirklich so einfach. Wir müssen unsere Vorstellung von uns selbst ändern und von unserer Fähigkeit, mit den Problemen des Lebens fertig zu werden, besonders mit den Problemen vor dem Ausbruch des Krebses. Weiterhin müssen wir in die Lage kommen, augenblickliche persönliche Schwierigkeiten als weniger bedrohlich anzusehen. Es ist wohl nicht so, daß ein emotionaler Konflikt nur mit einer Veränderung in der Vorstellung gelöst werden könnte. Doch die Streß-Abbau-Methode der anwachsenden persönlichen Kraft und der abnehmenden Kraft der Probleme ist das Wesentliche bei einem erfolgreichen Umgang mit Streß."

Mehr Notizen. Konnte sie den Panzer durchbrechen?

„Die Folge von falsch abgebautem Streß ist, wie vorauszusehen, ein emotionaler Konflikt. Und die Folge eines andauernden emotionalen Konfliktes – chronische Angst, Ärger und Schuld – kann zu Gefühlen der Hilflosigkeit, Hoffnungslosigkeit und Verzweiflung führen. Von hier aus ist es nur ein kleiner Schritt zur Depression."

Streß-Abbau-Methode:

Verändern Sie

Ihre Vorstellung

von sich selbst,

und verändern Sie

Ihre Vorstellung

von Ihrem Problem.

„Zugegeben", sagte der Mann. „Aber es bedeutet nicht unbedingt, daß ich Krebs bekomme."

„Das stimmt", sagte Barbara. „Es besteht keine hundertprozentige Verbindung. Doch PNI-Studien zeigen, daß es eine Entsprechung zwischen einem deprimierten Geist und einem geschwächten Immunsystem gibt."

„Wie kommt das?" hakte der Mann nach.

„Das Herz des Immunsystems sind die weißen Blutkörperchen eines Menschen. Es war eine erstaunliche Entdeckung, als vor kurzem herausgefunden wurde, daß die weißen Blutkörperchen Neurorezeptoren haben. Das bedeutet, daß Gefühle, unsere Emotionen, biochemisch zum Immunsystem übertragen und von ihm ‚gefühlt' werden können. Das ist von Bedeutung.

So wie negative und positive Emotionen die menschliche Seele beeinflussen können und es auch tatsächlich tun, scheinen sie auch das Immunsystem zu beeinflussen. Und ein ständig niedergedrücktes Immunsystem kann bewirken, daß vielerlei Krankheiten, einschließlich Krebs, entstehen.

Es klingt sehr plausibel, daß das Denken den Körper beeinflußt und die Emotionen die Gesundheit leiten oder vielleicht sogar kontrollieren. Als Sie früher einmal krank waren, löste das nicht bei Ihnen das Gefühl eines psychologischen Tiefs aus? In dem Fall beeinflußte der Körper das Gemüt. Es folgt, daß die Umkehrung auch zutreffen kann, daß nämlich das Denken den Körper beeinflußt."

Der Mann blickte vor sich hin und dachte darüber nach, was Barbara gerade gesagt hatte. „Es trifft auf mich zu", sagte er. „Vor etwa einem Jahr habe ich meine

Stelle verloren. Ich habe alles Mögliche versucht, aber ich kann einfach keine passende Arbeit finden. Es macht mich ganz verrückt. Ich hasse meinen ehemaligen Chef. Und ich fühle mich so wertlos und nutzlos. Ich bin wirklich deprimiert."

Barbara wußte nun, wo das Problem lag. Die Worte des Mannes gaben ihr den Einblick, den sie benötigte, um ihm bei der Lösung seiner speziellen Schwierigkeiten helfen zu können. Da sie wußte, daß dies eine heikle Aufgabe der Selbsterkenntnis war, ging sie sehr behutsam, aber dennoch entschlossen zu Werke.

„Ich glaube, ich kann verstehen, wie Sie sich fühlen. Es ist sicherlich nicht einfach. Doch wir wollen einen Augenblick anhalten und auf Ihre Situation anwenden, was ich gerade erwähnt habe. Ob es Ihnen gefällt oder nicht: die Stelle zu verlieren, macht Sie nicht ärgerlich… *Sie* machen sich ärgerlich. Entlassen zu werden, gibt Ihnen nicht das Gefühl, wertlos zu sein… *Sie* geben sich das Gefühl, wertlos zu sein. Sie wählen diese Gefühle.

Gefühle der Hilflosigkeit und Hoffnungslosigkeit", sagte Barbara, „standen im Zentrum der Entwicklung meines Krebses. Ich möchte Ihnen gern meine Erlebnisse mitteilen. In vieler Hinsicht gleichen sie den Ihren.

Nach zweiunddreißig Jahren Ehe, in der ich vier wunderbare Kinder großgezogen habe, wurden mein Mann und ich geschieden. Mit nicht gerade geringem Selbstmitleid beschrieb ich es mit den Worten: ‚Er verließ mich einfach.' Ich fühlte mich ängstlich, ärgerlich und wertlos. Dann bekam ich Depressionen. Ich sah mich als Opfer."

„Als Opfer Ihres Mannes oder nur als Opfer allgemein?" fragte der Mann.

„Beides", sagte Barbara. „Und ich ging sogar noch einen Schritt weiter. Ich verstand mich als Opfer des Lebens überhaupt. Ich meine damit, daß ich es zuließ, daß die Krisensituation der Scheidung all meine Lebensbereiche berührte. Ich vermute, meine Schlußfolgerungen waren etwa so: *Wenn ich als Ehefrau und Mutter eine Versagerin bin, dann muß ich auch sonst eine Versagerin sein.* Vom Denken und Gefühl her kam ich zu den schlimmsten Schlußfolgerungen.

Dann argumentierte ich weiter: *Wenn ich eine Versagerin bin, hilflos in allen Lebensbereichen, ist mein Leben hoffnungslos. Ich bin das Opfer von allem, was das Leben mir auch anbieten wird; ein wirkliches Opfer.* Es war mir unmöglich zu erkennen, daß beides, Hoffnung oder Hoffnungslosigkeit, zur Wahl steht. Und für die Wahl bin ich selbst verantwortlich! Warum wähle ich dann also nicht die Hoffnung?

Der Krebs-Überwinder versucht gegenwärtig einem Freund zu helfen, bei dem kürzlich Prostatakrebs festgestellt wurde. Dieser Mann hat die Haltung eines Opfers angenommen und glaubt, daß er wahrscheinlich als Folge der Behandlung impotent werden und bald sterben müsse. Dieser Mann sieht sich in einer Falle, in die ihn Ereignisse außerhalb seines Einflusses gebracht haben. Er sieht sich als einen Menschen, der es nicht schafft, diese Probleme zu bewältigen. Er ist vollkommen verzweifelt. Er hat den Standpunkt gewählt, der nur Hoffnungslosigkeit sieht. Er ist ein Opfer dessen geworden, was das Leben ihm brachte. Er hat preisgegeben, daß es in seiner Macht stand, die Hoffnung zu wählen,

Hoffnung und

Hoffnungslosigkeit

stehen zur Auswahl.

Warum nicht die

Hoffnung wählen?

und daß er die Verantwortung für diese Entscheidung hatte. Dies ist die typische Opferhaltung."

„Das ist eine sehr anschauliche Beschreibung", antwortete der Mann. „Die Opferhaltung scheint auf meine eigene Lage – arbeitslos zu sein und Krebs zu bekommen – zuzutreffen, nicht wahr?"

„Es könnte sein", sagte Barbara. „Beurteilen Sie es selbst." Sie war ermutigt. Wenigstens erkannte der Mann eine mögliche Verbindung zwischen seinem gefühlsmäßigen Zustand und dem Krebs an. Barbara wollte ihm nun helfen, vorsichtig den nächsten Schritt zu machen.

„Bei mir", fuhr Barbara fort, „begann die Haltung des Opfers mit meinem Selbstbild, einschließlich der Anforderungen, die ich im Leben zu erfüllen hatte. Es ist ein typisches Verhaltensmuster, das der Krebs-Überwinder wie folgt beschreibt:

1. *Eine Reihe von Ereignissen, die mit viel Streß verbunden sind, erschüttert das Selbstbild eines Menschen.* Ich stehe einer Scheidung gegenüber. Mein Selbstgespräch, gegründet auf meinem Selbstbild, verläuft so: „Ich sollte eigentlich verheiratet sein. Als ich noch sehr jung war, wurde mir beigebracht, daß Heirat und Mutterschaft Erfolg bedeuten. Nun bin ich geschieden, also muß ich ein Mißerfolg sein."

2. *Die Hilfsmittel, die ein Mensch sich selbst für die Bewältigung seiner Probleme zubilligt, reichen als Antwort auf die Bedrohung des Selbstbildes nicht aus.* Mein Selbstgespräch verläuft so: „Ich hätte eigentlich das Leben als Ehefrau und Mutter leben sollen. Ich

habe keine Ahnung, wie eine geschiedene Frau leben soll. Ich bin nicht Herrin der Lage."
3. *Dieser Mensch sieht keine Möglichkeit, seine oder ihre gefühlsmäßigen Bedürfnisse zu erfüllen, und wird so zum Opfer.* Im Selbstgespräch klingt das dann so: „So kann es nicht weitergehen. Die Situation ist hoffnungslos. Ich bin hilflos."

Eine Scheidung ist natürlich ein sehr passendes Beispiel", fuhr Barbara fort, „doch wir alle nehmen die Haltung eines Opfers an. Ein Mensch in einer aussichtslosen beruflichen Stellung hat Angst, etwas zu unternehmen. Eine mißhandelte Ehefrau traut sich nicht, den Partner zu verlassen. Sogar Verhaltensweisen wie ‚So bin ich eben' nutzen die Opferhaltung als geeignetes Mittel, um eine persönliche Veränderung und Entwicklung zu vermeiden. Denn wir können in der Tat selbst entscheiden, Sieger zu sein statt Opfer!"

„Dies trifft wirklich auf meine Arbeitslosigkeit zu", sagte der Mann. „Ich betrachtete mich früher als produktiven und erfolgreichen Menschen. Das wurde mein Selbstbild. Das war ich! Als ich entlassen wurde – ich benutze nur ungern das Wort ‚gefeuert' – ging für mich der ganze Zweck meines Lebens verloren. Und ich war wehrlos. Ich konnte nichts tun. Ich fühlte mich machtlos. Das Leben war nicht mehr lenkbar. Zorn bis hin zu rasender Wut kam auf. Ich war das Opfer, und ich glaube, ich fühle, daß ich es immer noch bin. Ich fühle mich manchmal so hilflos."

Barbara dachte im stillen: *‚Dies könnte der Wendepunkt sein! Er hat sein Denken für Neues geöffnet.'* Die

71

Worte des Mannes waren sehr schnell und mit großer emotionaler Kraft gesprochen worden. Das war ausgezeichnet!

Sehr einfühlsam sagte sie: „Sie haben gerade den vielleicht wichtigsten Schritt getan, um den Krebs zu überwinden. Keiner von uns möchte Schwäche oder Hilflosigkeit eingestehen. Aber dadurch, daß Sie es eben doch getan haben, stehen Ihnen wunderbare Möglichkeiten offen. Sie können dieses Verhalten in eine Selbsterneuerung verwandeln."

Beide saßen einige Zeit schweigend da.

„Aber was tue ich?" fuhr der Mann fort. „Ich fühle mich nach wie vor verwundbar. Es ist furchtbar!"

Verwundbar war nicht das richtige Wort, um zu beschreiben, wie er sich wirklich fühlte. Er war gefühlsmäßig nackt. Er hatte seine Seele vor einem wirklich fremden Menschen entblößt. Er sprach nicht einmal mit seiner Frau über manche dieser Gefühle. Es war beängstigend, so offen zu sein. Er bemerkte, daß Barbara seine Frage beantwortete, und er bemühte sich, seine Gedanken darauf zu konzentrieren, was sie gerade sagte.

„Was Sie nun tun? Sie beginnen daran zu arbeiten, Ihr Denken und Ihre Gefühle zu erneuern. In der Opferhaltung dominieren Ängste, Wut- und Schuldgefühle. An ihnen werden Sie als erstes arbeiten. Das Besiegen des Krebses besteht darin, daß wir selbst die Verantwortung für das Verändern unserer negativen Gefühle übernehmen."

Nachdenklich bemühte sich der Mann, die Folgen zu verstehen, die sich aus Barbaras Worten ergaben.

„Ich kann meine Gefühle nicht gut ausdrücken", ge-

Wir können entscheiden,

Sieger zu sein

statt Opfer!

stand der Mann. „Ich habe immer geglaubt, daß es am besten sei, wenn einige Gefühle unausgesprochen blieben. Mein Vater sagte immer, daß Menschen, die über ihre Gefühle sprächen, sehr weich seien."

„Es ist interessant, daß gerade Sie das sagen", sagte Barbara. „Der Krebs-Überwinder half mir sehr damit, drei Merkmale zu nennen, die am häufigsten bei Menschen mit einer Disposition für Krebs auftreten:

Falls es also so etwas wie eine Typologie gibt, so neigt ein Mensch mit typischer „Krebspersönlichkeit" erstens dazu, seine **Gefühle zu verschließen**. Sie haben mir gerade erzählt, daß Ihre Gefühle am besten unausgesprochen bleiben sollten. In meinem Fall", fuhr Barbara fort, „war es so, daß ich die Rolle ‚Ich Arme' spielte und mich in Schweigen hüllte."

Der Mann lachte in sich hinein. „Ich habe das auch gemacht."

„Wir alle haben es gemacht", sagte Barbara. „Und es steht in Bezug zu der zweiten Neigung, der übertriebenen **Schwierigkeit, den Verlust zu betrauern**. Bei meiner Scheidung hatte ich das Gefühl, als ob mir das Schlimmste angetan worden sei. Ich fühlte mich von meinem Mann verlassen. Und wenn die Kinder nicht auf meiner Seite standen, fühlte ich mich überhaupt nicht anerkannt. Das war ein erdrückendes Gefühl des Verlustes. Und ich lebte mit diesen Gefühlen weiter, bis der Krebs-Überwinder begann, mit mir daran zu arbeiten, daß ich meinen Schmerz über diese Verluste ausdrücken konnte."

Der Mann antwortete: „Ich habe nie an den Verlust meiner Stelle als eine Art Kummer oder Schmerz gedacht. Ich weiß, daß es ein sehr schwieriges Jahr gewesen ist. Und ich fühle mich vollkommen leer. Ich nehme an, daß im Innern eine Art Trauer stattfindet."

Barbara nickte zustimmend; sie fühlte sich ermutigt. Der Mann versuchte es wenigstens. Er arbeitete an dieser sehr schwierigen Aufgabe. Und er machte Fortschritte. Sie fuhr fort:

„Die dritte am meisten verbreitete Eigenschaft eines typischen Krebsprofils ist das **Urteilen** – übertrieben kritisch gegen andere zu sein. Ich selbst war bestimmt so, besonders wenn es meinen Mann betraf. Ich schäme mich wirklich zu sagen, daß ich in meinem Leben viel an anderen kritisiert habe. Es war ein unehrlicher Versuch, mich selbst zu erhöhen, indem ich andere erniedrigte."

Der Mann dachte nach. „Ich glaube, daß ich etwas von allen drei Charakterzügen in mir habe."

„Vielleicht", sagte Barbara. „Diese Eigenarten können zu Angst, Zorn und Schuld führen, die das Immunsystem niederdrücken und das Entstehen von Krebs und anderen Krankheiten ermöglichen."

„Da sind wir wieder beim gleichen Thema. Ich denke immer noch, daß ich meinen Krebs selbst verursacht habe!" seufzte der Mann.

„Haben Sie unsere Überzeugungen noch im Gedächtnis?" fragte Barbara. „Erinnern Sie sich daran, daß wir wahrscheinlich zu der Krankheit völlig unbewußt beigetragen haben.

Doch der richtige Schlüssel ist dies: Wenn Sie anerkennen, daß Sie vielleicht zu der Krankheit beigetragen haben, dann müssen Sie auch anerkennen, daß Sie die Fähigkeit besitzen, zu Ihrer Genesung beizutragen."

„Ich erinnere mich gut", sagte der Mann. „Ich muß herausfinden, auf welche Weise ich negativ beigetragen habe. Dann folgt daraus, daß ich es umkehren und positiv zu der Gesundheit beitragen kann."

„Genau! Ausgezeichnet!" sagte Barbara. „Erinnern Sie sich, der Krebs ist eine umkehrbare Krankheit. Sie können zu dieser Umkehrung beitragen."

„Das ist ein überzeugendes Argument!" sagte der Mann.

Der Mann dachte: ‚Das ist einfach und doch so inhaltsschwer. Intuitiv betrachtet erscheint es plausibel, daß der Geist auf den Körper Einfluß hat. Und wenn die Wissenschaft selbst die Elektrizität nicht ganz genau erklären kann, aber mit ihr rechnet, warum verlange ich eine vollständige Erklärung der Psychoneuroimmunologie? Ich möchte meine Krankheit umkehren. Ich will LEBEN!'

„In Ordnung", sagte der Mann. „Ich will gesund werden! Ich wähle das Leben! Wo beginne ich mit dem Verändern?"

Barbara strahlte! Das Leben wählen! Diese Worte, die den Willen zum Leben bestätigten, hatten Kraft. Vielleicht hatte er die Klippe in seinem Denken umschifft.

„Sie haben schon damit begonnen", lächelte Barbara. „Als nächstes machen Sie eine rückhaltlose Bestandsaufnahme von Ihren eigenen Gefühlen. Der Krebs-Überwinder stellt uns drei Fragen, die uns zu einer größeren Bewußtheit unserer selbst führen, wenn wir sie ernsthaft beantworten. Sie möchten sich hier vielleicht Notizen machen.

Erstens, fragen Sie sich: Welche mit hohem Streß verbundenen, gefühlsmäßig aufwühlenden Ereignisse

Der Krebs ist eine umkehrbare Krankheit.

haben Sie ein oder zwei Jahre vor der Krebsdiagnose durchlebt? Das ist das Problem des Umgangs mit dem Streß. Ereignisse mit hohem Streß können bei vielen Patienten gefunden werden. Doch der Krebs-Überwinder möchte, daß wir wirklich herausfinden, auf welche Weise wir auf jene Ereignisse reagiert haben. Waren wir gelähmt vor Angst? Oder wurden wir zornig und ließen den Zorn zu einem glimmenden Bedauern werden? Oder verursachte eine Schuld ein solches Gefühl der Scham, daß wir vielleicht empfanden, wir verdienten eine Art Strafe? Und können wir jetzt, unter Berücksichtigung des zeitlichen Abstandes, andere und konstruktivere Möglichkeiten zur Bewältigung der Situation erkennen?

Zweitens: Welche gefühlsmäßigen Bedürfnisse erfüllen oder kaschieren Sie vielleicht mit dem Krebs?"

„Was soll das bedeuten?" fragte der Mann.

„Es verhält sich folgendermaßen: Der Krebs ist der Grund, daß Sie Karten und Genesungswünsche von Freunden und Verwandten erhalten. Er sorgt dafür, daß Sie nicht arbeiten müssen. Sie können zu Hause im Bett bleiben. Er verschafft Ihnen Aufmerksamkeit, recht viel Mitgefühl und kann sogar ein Mittel sein, von dem Ehepartner, der sich sonst nicht sehr um Sie kümmert, gepflegt zu werden. Denken Sie an diese Macht!

Krebs erlaubt vieles, indem er sowohl dem Patienten wie auch der Familie einen annehmbaren Grund liefert, zu den Forderungen von anderen nein zu sagen. Krebs kann auch einen Grund liefern, ja zu sagen zu Dingen, die im Leben dieses Menschen aufgeschoben oder anderweitig vernachlässigt wurden."

„Ich habe den Krebs wirklich noch nie in dieser Weise gesehen", sagte der Mann.

„Der Krebs-Überwinder", fuhr Barbara fort, „bezeichnet sie als Krebsspiele. Seine wahre Absicht ist es, uns dahin zu bringen, daß wir hinter unser an die Krankheit gebundenes Benehmen blicken. Es ist eine Tatsache – in unserer Gesellschaft ist Krankheit eine sehr mächtige Kraft, die auch oft belohnt wird. Patienten können diese Kraft manipulieren, indem sie sie für ihre Bedürfnisse mißbrauchen. Manche Menschen hängen emotional an der Krankheit. Sie ist ihr neu gefundener Weg, wie sie sich emotionale Bedürfnisse erfüllen können, die sonst nicht erfüllt würden."

„Das erscheint mir unglaublich", sagte der Mann.

„Unglaublich, aber wahr", sagte Barbara. „Sie werden bald eingeladen, sich einer Gruppe von uns anzuschließen, die sich regelmäßig trifft. Dort werden Sie eine Frau kennenlernen, die nicht nur Krebs hat, sondern in ihrem Leben schon neun schwere Operationen durchgemacht hat, augenblicklich elf verschiedene vom Arzt verschriebene Medikamente einnimmt und behauptet, daß sie sich in den letzten fünfundzwanzig Jahren nicht so gut gefühlt habe wie jetzt!

Sie fühlt sich vielleicht besser als jemals in den letzten fünfundzwanzig Jahren, doch die Tatsache, daß sie ihre vielen Krankheiten immer wieder nachzählt, verrät, daß sie ihre Krankheit wahrscheinlich manipuliert. Auf diese Weise kann sie am leichtesten Liebe und sogar etwas Aufmerksamkeit von ihrem sonst ärgerlichen und empörten Mann erhalten.

Der Krebs-Überwinder bringt uns immer wieder zu

dem Punkt, an dem wir überprüfen sollen, welche Bedürfnisse wir mit der Krankheit erfüllen oder verdecken könnten. ‚Warum brauche ich diese Krankheit?‘ und ‚Was gewinne ich mit der Krankheit?‘ sind wichtige Probleme, die wir vollständig verstehen müssen. Ich möchte Ihnen raten, sich bei diesen Fragen so viel Zeit zu nehmen, wie Sie zur Beantwortung benötigen.

Dies führt zu der dritten Frage: **Welche Entscheidungen sollten Sie treffen, um diese Bedürfnisse zu erfüllen?** Emotionale Bedürfnisse sind wirklich vorhanden. Es war wahrscheinlich ein Teil unseres Problems, daß wir sie verleugnet haben. Der Krebs-Überwinder ermutigt uns, die wirklichen Bedürfnisse, die wir fühlen, auch anzuerkennen; er ermutigt uns, sie sorgfältig zu untersuchen und sie nicht zu verleugnen. Er erlaubt uns auch, diese Bedürfnisse zu erfüllen, aber er bestärkt uns, es in einer positiven Weise zu tun.

Auf dem nächsten Schritt Ihrer Reise werden Sie LEBEN untersuchen. Dort wird eine gesunde Lebensweise vorgeschlagen, die diese Bedürfnisse erfüllen und zu Ihrer völligen Genesung beitragen wird.

Doch zunächst wollen wir das Thema des Veränderns zu Ende bringen. Hier ist noch ein wichtiger Gesichtspunkt. Nehmen wir einmal an, Sie könnten dafür sorgen, daß all Ihre Bedürfnisse erfüllt werden! Welches Bedürfnis steht Ihrer Meinung nach an erster Stelle?"

„Das ist einfach. Ich brauche eine Arbeit", sagte der Mann.

„Warten Sie", sagte Barbara in überredendem Tonfall. „Schauen Sie etwas mehr in die Tiefe. Was wollen Sie wirklich?"

„Was meinen Sie damit?" fragte er.

„Ich gebe Ihnen einige Beispiele. In meinem Fall", fuhr Barbara fort, „war es so, daß ich das Gefühl hatte, ich müßte verheiratet sein. Dann half mir der Krebs-Überwinder, zu erkennen, daß ich eigentlich geliebt sein wollte. Doch ich versuchte, dieses Ziel auf eigenartige und selbstzerstörerische Weise zu erreichen. Ich maß die Erfüllung meines Bedürfnisses nach Liebe daran, wieviel Aufmerksamkeit und Zuneigung ich erhielt.

Auf diese Weise bereitete ich mir selbst immer Enttäuschungen; mein Mann und meine Kinder konnten diese Bedürfnisse nur für kurze Zeit erfüllen. Und wenn ich keine Aufmerksamkeit und Zuneigung erhielt, zweifelte ich an meinem Selbstwert und bekam Angst, zurückgewiesen und verlassen zu werden. Auf meiner Suche nach emotionaler Erfüllung manipulierte ich die Menschen, die ich am liebsten hatte, und brachte sie dazu, mir zu grollen. In gewisser Weise kann ich verstehen, warum mein Mann wegging, sogar nach all den Jahren, die wir zusammen verlebt hatten.

Der Krebs-Überwinder half mir, fast all diese Probleme zu lösen, als er sagte, es sei meine Aufgabe zu vergeben – mir und anderen. Dann zeigte er auf, wie gewisse Vorgänge den Menschen helfen, Empörung und Groll aufzugeben, echtem und eingebildetem Unrecht zu vergeben und so den Geist und den Körper für eine Heilung vorzubereiten. Ja, der Krebs-Überwinder glaubt, daß dies ein wesentlicher Teil der Genesung sei.

Die Verzeihung war der Kernpunkt des Durchbruchs für mich. Ich begann mich von den Vorstellungen zu lösen, die ich mir von den Menschen gemacht hatte, die mir meiner Meinung nach Schlimmes zugefügt hatten. Und gleichzeitig gab ich den Gedanken auf, daß ich andere verletzte.

Ich sah mich selbst nicht mehr immer im Recht und die anderen Menschen immer im Unrecht. Ich war nicht länger immer unschuldig und andere immer schuldig. Dieses Denken hatte mich dazu gebracht, andere zu beschuldigen, während ich mich als Opfer betrachtete, das nicht für seine gefühlsmäßigen Entscheidungen verantwortlich war. Ich hatte diese Macht über mich selbst anderen ausgeliefert. Welch ein Fehler! Jetzt konnte ich mich anders entscheiden. Jetzt konnte ich mich und andere mit Liebe betrachten.

Zum ersten Mal stellte ich fest, daß andere ihr Bestes gaben, soweit es ihnen bewußt war. Und das galt auch für mich. Das Problem war überhaupt nicht der Vorwurf.

Ich erinnere mich an eine Übung, die höchst hilfreich war. Der Krebs-Überwinder forderte uns auf, eine Liste von Vorwürfen aufzuschreiben. Wir schrieben einzelne Namen auf und daneben den jeweiligen Vorwurf. Interessanterweise mußte der erste Name auf der Liste unser eigener sein. Danach knüllten wir feierlich und fröhlich unsere Listen zu einem Ball zusammen und warfen sie in einen Abfalleimer. Dann brachten wir die Abfalleimer nach draußen und verbrannten die Listen. Es war wunderbar! Dies Ereignis ist tief in mein Gedächtnis eingegraben, und bis auf den heutigen Tag hilft es mir, nicht mehr anzuklagen, sondern zu verzeihen.

Das Verzeihen wurde für mich ein wichtiger Vermittler – ein Instrument, das ich in dem Veränderungsprozeß hauptsächlich benutzte. Ich vergab anderen wirklich. Ja,

Es ist meine

Aufgabe

zu vergeben –

mir und anderen.

ich wünschte ihnen Gutes und hoffte, daß ihnen Gutes widerfahren werde. Es war wunderbar. Und ich vergab mir selbst. Ich stellte fest, daß ich mich geliebt fühlen konnte, ob ich verheiratet oder allein war, ob meine Kinder auf meiner Seite standen oder auf der Seite meines Mannes. Ich stellte fest, daß mein Gefühl, geliebt zu werden, nicht davon abhing, daß andere mir Aufmerksamkeit oder Zuneigung zeigten. Sondern es war statt dessen davon abhängig, daß ich anderen Liebe zeigte. Dann fühlte ich mich geliebt. Und ich glaube, daß ich durch das Lösen dieses emotionalen Konfliktes meinem Körper half, sich selbst zu heilen. Klingt das plausibel? Trifft das auch auf Sie zu?" fragte Barbara.

„Ich bin mir nicht sicher", antwortete der Mann nachdenklich.

„Für mich", sagte Barbara weiter, „war das wahre Bedürfnis, Angst, Ärger und Schuld durch Liebe, Freude und Frieden zu ersetzen. ‚Verheiratet sein' und ‚geliebt sein wollen' waren nur Symptome eines tieferen Bedürfnisses. Vielleicht sind Sie auf der Suche danach.

Immer wieder sind die Menschen, die den Krebs überwinden, auch diejenigen, die systematisch an der Lösung ihrer emotionalen Konflikte arbeiten. Die Hauptaufgaben bestehen darin, die eigene Verantwortung in allen Lebensbereichen zu akzeptieren, sowie die grundsätzlichen Überzeugungen rückhaltlos zu überprüfen, mit Streß besser umzugehen und durch Lieben und Verzeihen ein besseres Selbstbild aufzubauen. Es gibt noch mehr, doch dies ist der Kern.

Ich glaube, daß ein Krebs-Überwinder den Punkt erreichen muß, an dem er oder sie sagt: ‚Ich bin mir wichtig, und ich bin nicht bereit, noch länger unglücklich zu sein. Ich will mein Leben nicht länger in der alten zerstörerischen Weise leben. Ich will mich ändern.'"

Der Mann war nachdenklich, als er seine Notizen beendete: „... *will nicht mehr unglücklich sein; ... ein neuer Mensch.*"

„Viele Menschen haben Ihre Erfahrung, lange Zeit arbeitslos zu sein, durchgemacht. Ich denke an einen Mann, der zu unserer Gruppe von Krebs-Überwindern gehört und der auch aus seiner Stelle flog. Er war leitender Angestellter in einer der größten Firmen in dieser Stadt. Sein Ausscheiden ging sogar durch die Zeitungen. Er fühlte sich gedemütigt. Sein gesamtes Selbstbild war auf seine Stelle bezogen. Und nach einem Jahr bekam er Krebs.

Er verbrachte einige Zeit mit dem Krebs-Überwinder, der ihm half, seine Empörung und seinen Groll zu analysieren. ‚Ich bin so wütend, weil ich keine Stelle habe', sagte er. Der Krebs-Überwinder half ihm, eine neue Wahrheit zu erkennen – vielleicht hatte er keine Stelle, weil er wütend war. Er mußte sein wahres Bedürfnis herausfinden. Jahrelang hatte er Empörung empfunden. Es war Zeit für eine Veränderung – nicht nur der Arbeitsstelle, sondern einiger tiefsitzender Gefühle."

Der Mann hörte sehr aufmerksam zu, als Barbara weiter sprach. „Es ist schwer, mit diesen Emotionen umzugehen. Sie stehen im Zentrum unseres täglichen Lebens. Bedenken Sie, daß unsere Emotionen sich nicht von selbst ergeben; wir wählen sie."

„Das ist ein merkwürdiger Gedanke", sagte der Mann.

„Zuerst mag er merkwürdig scheinen, doch überprüfen Sie ihn. Als mein Mann und ich unsere Scheidung durchmachten, war ich das klassische Opfer. Dann kam der Krebs. Die Krankheit verstärkte nur meine Haltung als Opfer. Ich wurde eine Sklavin meiner Ängste, Zorn- und Schuldgefühle. Ich wählte negative Emotionen.

Erst als der Krebs-Überwinder mir half, diese negativen Gefühle neu zu formen, und mich Vergebung lehrte, war ich imstande zu begreifen, daß ich meine Gefühle tatsächlich selbst bestimmen konnte. Ich begriff, daß ich nicht eine Gefangene meiner Angst, meines Zorns und meiner Schuld war – sondern ich war, oder ich konnte mich wenigstens entscheiden, es zu sein, die Frucht von Liebe, Freude und Frieden.

Zum ersten Mal stellte ich fest, daß wir zwar das Leben nicht lenken können, doch wir können unsere Reaktion auf das Leben lenken. Und ich sah den Krebs als eine Mitteilung – als negative Rückkoppelung –, daß ich bis zu diesem Zeitpunkt nicht immer die richtigen Entscheidungen getroffen hatte. Ich änderte mich. Ich wählte das Leben. Ich entschied mich zu *leben*!"

Der Mann verharrte in Schweigen, tief in Gedanken versunken.

Barbara machte eine kleine Pause, und als der Mann bereit war, fuhr sie fort: „All dies bringt uns wieder zu dem Kern des Veränderns – den Veränderungen in unserem Gefühlsleben. Wenn wir das bewerkstelligen, bereiten wir unseren Körper auf eine Heilung vor. Die Befreiung unseres Lebens von emotionalen Schwierigkeiten ist gleichbedeutend mit der Botschaft, daß wir *leben* wollen. Darin besteht das Verändern."

Unsere Gefühle

ergeben sich

nicht von selbst;

wir wählen sie.

„Es ist interessant", sagte der Mann. „Verändern bedeutet weniger, daß wir die Umstände ändern als daß wir uns selbst ändern."

„Genau", sagte Barbara. „Wir können immer nur uns selbst ändern. Das ist der Schlüssel. Ich wurde nicht zur Krebs-Überwinderin, weil die Krankheitserscheinungen zurückgingen, sondern weil ich mich entschloß, ein neuer Mensch zu werden!"

Wieder eine Pause. Noch mehr Nachdenken.

„Es klingt alles so leicht", sagte der Mann.

Barbara lächelte: „Niemand wird Ihnen sagen, es sei leicht. Einfach? Ja. Leicht? Nein. Versuchen Sie sich doch daran zu erinnern, daß uns zum Beispiel die Wahl freisteht, unsere Gefühle zu ändern. Das ist nicht leicht auszuführen. Schmerz ist unvermeidbar, doch Leiden ist anheimgestellt."

„Ach, das ist gut", sagte der Mann. „Das ist eine ausgezeichnete Aussicht. Aber wie führe ich dies alles eigentlich durch? Wie verwirkliche ich all diese Veränderungen für mich?"

Barbara langte nach einem Stück Papier und begann zu schreiben.

„Hier sind Name und Adresse eines Reisekameraden. John wird Ihnen etwas ganz Neues und Aufregendes mitteilen, das Sie überdenken sollten. Und alles dreht sich darum, wie Sie diese Konzepte in Ihrem Leben anwenden können. Rufen Sie ihn an, und vereinbaren Sie einen Termin, sobald Sie einige der Prinzipien des Veränderns durchgearbeitet haben."

„Das werde ich tun", versprach der Mann. „Doch ehe ich jetzt fortgehe, möchte ich Sie bitten, mir bei der

**Sie werden nicht
Krebs-Überwinder/in,
weil die
Krankheitserscheinungen
zurückgehen –
sondern Sie werden
Krebs-Überwinder/in,
weil Sie sich entschließen,
ein neuer Mensch zu werden!**

Zusammenfassung der Prinzipien, die wir unter dem Thema Verändern behandelt haben, zu helfen."

„Natürlich", sagte Barbara. „Wir wollen eine Liste machen."

Zusammenfassung

1. Emotionen beeinflussen uns körperlich.
2. Überzeugungen, Verhaltensweisen und Gefühle führen zu Krankheit oder Gesundheit.
3. Angst, Ärger und Schuld können das Immunsystem schwächen.
4. Die Streß-Abbau-Methode: Ich vergrößere meine eigene Kraft und vermindere die Kraft meines Problems.
5. Hoffnung und Hoffnungslosigkeit stehen zur Auswahl. Warum nicht die Hoffnung wählen?
6. Anstatt Opfer sein zu wollen, kann ich mich dafür entscheiden, Sieger zu sein.
7. Krebs ist eine umkehrbare Krankheit.
8. Meine Aufgabe ist es, zu vergeben – mir und anderen.
9. Unsere Gefühle „geschehen" nicht einfach; wir wählen sie.
10. Sie werden nicht Krebs-Überwinder/in, weil Ihre Krankheitserscheinungen zurückgehen – sondern Sie werden Krebs-Überwinder/in, weil Sie sich entschlossen haben, ein neuer Mensch zu werden!

FÜNF

DER KREBS-ÜBERWINDER
LEBT IN INNERER HARMONIE

◆

Der Mann verbrachte eine unangenehme Woche, in der er versuchte, mit den Problemen des Veränderns zurechtzukommen. Es erwies sich als recht schwierige Aufgabe. Und der Mann mußte auch zugeben, daß er das Arbeiten mit emotionalen Konflikten nicht richtig eingeschätzt hatte. *Ich komme da mit einigen schwierigen Fragen in Berührung. Sollten diese Dinge nicht am besten begraben bleiben?* dachte er. Es war hart und erschreckend zugleich.

Der Mann traf mit John eine Verabredung in der Mittagspause, um mit ihm über LEBEN zu sprechen. Vielleicht würde dies eine einfachere Aufgabe sein. Vielleicht würde John ihm bei dem schwierigen Vorgang des Veränderns helfen können.

Der Mann traf vorzeitig in Johns Büroräumen ein. Die Empfangsdame zeigte auf eine offene Doppeltür und sagte: „Sie finden ihn dort drinnen. Gehen Sie bitte hinein."

Als der Mann eintrat, sah er John nicht hinter seinem Schreibtisch sitzen, sondern davor stehen und mit drei Bällen jonglieren. „Kommen Sie herein", lächelte John, sobald er den Mann sah. „Wir wollen sehen, wie lange ich diese Bälle in der Luft halten kann!"

Johns Persönlichkeit nahm einen Fremden sofort für sich ein. Er hatte ein breites, leichtes Lächeln und eine liebenswürdige Art. Doch Johns Kleidung, sein Aussehen und seine Körperhaltung verlangten auch einen gewissen Respekt für diesen ungewöhnlichen Geschäftsmann. Er war ein Mensch, den man gern mochte und über den man mehr erfahren wollte.

„Hoppla!" lachte John, als einer der Bälle auf den Boden fiel. „Ich werde morgen weiter üben! Hallo! Willkommen!" lachte er, während sie sich die Hand gaben.

Johns tiefe Stimme war melodiös. „Ich habe etwas Obst für uns bereitstellen lassen", sagte er und zeigte auf den Besprechungstisch. „Wir können gleich hier essen. Bitte, bedienen Sie sich."

Nach nur wenigen weiteren höflichen Worten sagte John: „Sie machen auf mich den Eindruck eines sehr intelligenten Menschen. Und deshalb werde ich einen Versuch wagen. Zuerst werde ich Ihnen eine Geschichte erzählen. Ich glaube, daß sie Ihnen helfen wird, sich immer an den Kernpunkt von LEBEN zu erinnern."

„Gut", lachte der Mann vergnügt, „fangen Sie an." Man mußte sich einfach wie John verhalten. Seine Direktheit war erfrischend und nicht beleidigend. Außerdem, wie konnte man etwas an jemanden auszusetzen haben, der bereits die eigene Intelligenz bemerkt hatte – jemanden, der ein eifriger Beobachter menschlicher Anlagen sein mußte? Es gab keinen Zweifel, John war ein erfreulicher Mensch. Er lächelte, als er seine Geschichte begann.

„Es war einmal ein gutaussehender Prinz.

Eines Tages ging dieser gutaussehende Prinz im Wald spazieren und traf eine böse Hexe.

Die geizige, alte, böse Hexe war sehr schlecht. Mit ihrem Zauberstab verwandelte den gutaussehenden Prinzen in einen Frosch.

Als die böse Hexe wieder aus dem Wald hinausging, sagte sie: ‚Dieser Zauber kann nur durch den Kuß einer schönen blonden Jungfrau aufgehoben werden.‘ "

John fuhr fort, das Lächeln breitete sich über sein ganzes Gesicht aus. Es machte ihm Spaß!

„Eines Tages kam eine wunderschöne blonde Jungfrau an den Rand des Baches, an dem der verhexte Prinz lebte. Er erkannte sein Glück, sprach die wunderschöne blonde Jungfrau an und erzählte ihr von seinem Unglück. ‚Und als die böse Hexe wegging‘, beendete er seine Rede, ‚sagte sie mir, daß der Zauber nur von einer wunderschönen blonden Jungfrau aufgehoben werden könne. Willst du mich küssen und in einen Prinzen zurückverwandeln?‘

Die Prinzessin sah ihn an. Sie hatte bestimmt keine Lust, einen Frosch zu küssen. Wie sollte sie wissen, ob er ihr die Wahrheit sagte? Es war doch wirklich lächerlich. Wer hatte je von einem Prinzen in der Gestalt eines Frosches gehört? Und selbst wenn ein Prinz in ihm steckte, warum sollte gerade sie diejenige sein, die ihm den Kuß geben mußte? Es war viel sicherer, in diese Angelegenheit nicht verwickelt zu werden.

Doch dann begann die Prinzessin eingehender über die Situation nachzudenken – *wenn nun doch ein hübscher Prinz unter der häßlichen grünen Haut steckte? Wenn er wirklich die Wahrheit sagte? Nur weil ihr so etwas noch nie begegnet war, bedeutete es noch lange nicht, daß es nicht möglich war. Und warum sollte sie nicht diejenige sein, die ihn küßte? Es könnte doch sogar aufregend sein, wenn sie sich beteiligte – ein ganz neues Abenteuer."*

John lachte, als er fortfuhr: „Und was tat sie? Sie versuchte es! Sie vertraute ihren positiven Instinkten. Sie küßte diesen Frosch, und der hübsche Prinz kam zum Vorschein. Und sie lebten glücklich bis an ihr Ende."

John lächelte. „Ich erzähle die ganze Geschichte aus einem einen einzigen Grund", lachte er vergnügt in sich hinein. „Und der ist, daß Sie sich immer daran erinnern sollen, daß es unsere Aufgabe ist, Frösche zu küssen!"

John lehnte sich zurück und lächelte über sein ganzes Gesicht. Auch der Mann mußte lächeln.

„Frösche küssen? Was bedeutet das?"

„Was denken Sie, bedeutet es?" fragte John.

„Ich habe nicht die geringste Ahnung", antwortete der Mann offen.

John sah den Mann an. „Worüber wir sprechen, mein Freund, ist Liebe – Liebe, die nicht urteilt und die keine Bedingungen stellt. Und es ist so, daß diese Art von Liebe den Krebs überwindet!"

„Liebe?" fragte der Mann. „Führt die Reise dorthin?"

„Ja, so ist es", sagte John. „Das bedeutet es, einen Frosch zu küssen."

„Wie meinen Sie das?" fragte der Mann.

„Wenn ich Ihnen nur einen einzigen Rat geben dürfte, wie Sie den Krebs bezwingen könnten", sagte John, „so wäre es dieser: zu lieben, den Frosch zu küssen. Und mein Rat wäre, daß Sie sich zuerst selbst lieben sollten – den Frosch im Spiegel küssen.

Liebe, die nicht urteilt

und die keine

Bedingungen stellt,

überwindet den Krebs.

Der Krebs-Überwinder lehrt, daß viele Menschen, besonders aber auch viele Krebspatienten, mit der Vorstellung aufwuchsen, daß sie irgendeinen Makel besitzen und daß dieser Mangel an Vollkommenheit es schwer macht, sie anzunehmen. Menschen, die dies denken, handeln oft so, als ob sie diesen wesentlichen Fehler verdecken müßten, um anerkannt zu werden, um überhaupt von anderen geliebt zu werden.

Wenn sie sich ungeliebt fühlen und sich der Liebe nicht wert fühlen, ziehen sich diese Menschen mehr oder weniger stark in die Isolation und Einsamkeit zurück. Dieses Zurückziehen ist das natürliche Ergebnis ihrer Besorgnis, daß andere Menschen ihre inneren Mängel entdecken könnten, die ihnen das Gefühl der Wertlosigkeit geben.

Der Krebs-Überwinder berichtet, wie oft Krebspatienten übergenaue, von ihrer Arbeit besessene Menschen – workaholics – seien, die ihre wahren Gefühle verdrängten. Sie bewerten sich nach ihrer Arbeit – wie gut sie die Arbeit erledigten, wieviel sie arbeiteten und wie lange sie daran arbeiteten. Und dieselben Menschen sind oft nicht zufrieden mit dem Erreichten. Sie nehmen es anderen vielleicht sogar übel, daß sie ihre Arbeit nicht beachten."

Der Mann erhob seine Hand, um Johns Rede zu unterbrechen. „Genauso bin ich, ein übergenauer, von der Arbeit besessener Mensch! Und niemand erkennt an, was ich getan habe!"

„Es muß ein hoher Preis gezahlt werden, wenn man nach diesen Überzeugungen leben will", sagte John. „Das führt uns wieder zurück auf die Idee, einen wesentlichen Mangel zu haben. Diese Menschen wollen nach dem beurteilt werden, was sie tun – nach ihrer Arbeit – statt danach, wer sie als Mensch sind. Und das Problem besteht darin, daß ihre Arbeit nie gut genug ist. Und das Lob, von sich selbst und anderen, ist nie laut genug!"

„O, je!" rief der Mann aus. „Sie haben mich gerade beschrieben."

„Ruft dieses Benehmen in Ihnen oft Leere und Enttäuschung hervor?" fragte John.

„Ja, ständig", nickte er.

„Menschen, die diese tiefe innere Leere und die Verzweiflung fühlen, sehen häufig all ihre Beziehungen als etwas an, das die Leere füllen soll. Das ist die Liebe, die Bedingungen stellt und von der Sie so viel hören. Diese Menschen geben Liebe, geben sich selbst, geben alles nur unter der Bedingung, daß sie dafür etwas als Gegenleistung erhalten."

„Was zum Beispiel?" fragte der Mann.

„Es könnte alles Mögliche sein. Die Bedingungen der Menschen für Liebe können sehr unterschiedlich sein. Manche Menschen wollen wirtschaftliche Sicherheit. Andere wollen Liebe und Nahrung als Gegenleistung. Viele Menschen suchen Anerkennung. Doch es gibt bestimmte Muster, und ein paar bekannte Fäden ziehen sich durch jedes einzelne Muster hindurch.

Die Schwierigkeit mit einem Verhalten, das Bedingungen an die Liebe stellt, ist, daß es manipuliert werden kann. Es ist nämlich abhängig davon, etwas dafür zu erhalten. Es ist eine ‚Wenn-Liebe'. Und es führt zu einem immer tieferen Gefühl der Leere, weil es immer scheitert."

„Wenn die Bedingungen erfüllt würden, würde es nicht scheitern. Es wäre geradezu wunderbar", verfocht der Mann.

„Doch nicht lange", beharrte John. „Wir sprechen über Menschen mit Erwartungen, die ständig größer werden. Es ist nur eine Frage der Zeit, bis die Erwartungen nicht mehr erfüllt werden, oder die Menschen kommen bei dem Versuch, diese Erwartungen zu erfüllen, zu der Ansicht, daß sie manipuliert werden und verzichten. Doch das ist erst die erste Stufe.

Auf einer tieferen Ebene hindert diese ‚Wenn-Liebe‘ den Menschen, sein oder ihr wahres und einmaliges Ich zu verstehen. Wenn Sie immer Kraft brauchen, um den Grad, bis zu dem Ihre Erwartungen erfüllt werden, zu bestimmen, und den Grad der Liebe, die Sie zurückgeben, werden Sie nie imstande sein, Ihr wahres Selbst zu verstehen. Sie werden nie imstande sein, die Musik Ihres eigenen Lebens zu hören. Es ist ein Teufelskreis, der in ständige Enttäuschung mündet, in wachsende Leere und persönliche Verzweiflung."

„Wollen Sie damit sagen, daß ich an meine Liebe Bedingungen knüpfe?" fragte der Mann.

„Ja. Ich tue es, Sie tun es, wir alle tun es", antwortete John. „Zu einer gewissen Zeit in unserem Leben lieben wir alle mit ‚Wenn‘. Das Schlimme ist, daß es hier nicht aufhört. Die aus Einsamkeit entstandene Verzweiflung führt zu etwas noch Tückischerem – dem Beurteilen.

Es handelt sich dabei um Menschen, die fortwährend andere Menschen und Umstände kritisieren, die sich von

100

ihrer Sicht der Werte und Dinge unterscheiden. Der Krebs-Überwinder hebt hervor, daß viele Menschen mit einer großen Zahl von ‚man sollte‘, ‚man sollte eigentlich‘ und ‚man muß‘ erzogen wurden: *Eine Frau sollte eine gute Hausfrau sein. Ein Mann sollte eigentlich gut für seine Familie sorgen. Kinder müssen alles aufessen, was auf ihrem Teller ist.* Es gibt in der Tat Hunderte solcher eingeprägten Regeln.

Menschen, die immer urteilen, verfallen in ein Schema, in dem der Wert anderer Menschen daran gemessen wird, wie gut sie mit den eigenen Normen übereinstimmen.

Alles wird beurteilt. Jeder wird als fehlerhaft und schlecht abgestempelt. Dies ist ein Versuch von seiten des Beurteilenden, sich selbst größer zu machen und gleichzeitig andere herabzusetzen. Der Teufelskreis geht weiter – Enttäuschung, Leere und Verzweiflung.“

„Das ist wirklich deprimierend“, sagte der Mann. „Ich dachte, wir würden über LEBEN sprechen.“

John lächelte: „Das tun wir ja! Wir sprechen über LEBEN durch Lieben. Dazu gehört dieser Ausblick auf die Liebe, die urteilt und Bedingungen stellt. Der Krebs-Überwinder hat einmal aufgespürt, wie entscheidend bedingungslose Liebe wirklich ist. Er glaubt, daß der Ursprung jeder Krankheit ein Mangel an Liebe sei.

Er meint, daß beurteilende und mit Bedingungen verknüpfte Liebe zu Depressionen führe und somit körperliche Verletzbarkeit zuließe. Er geht sogar so weit zu sagen, er fühle, daß alles Heilen auf der Fähigkeit beruhe, nicht-urteilende, bedingungslose Liebe zu geben und zu empfangen.“

„Was heißt das?" fragte der Mann.

„Das bedeutet, daß es unsere Aufgabe ist, zu lernen, nicht-urteilende, bedingungslose Liebe zu geben und zu empfangen. Es bedeutet, das Urteilen aufzugeben. Der Krebs-Überwinder faßte dies einmal in der unvergeßlichen, klaren Perspektive zusammen, als er über drei gültige Richtlinien sprach, nach denen geurteilt werden solle. Er glaubt, daß es moralische, gesetzliche und naturgesetzliche Richtlinien gebe.

Vielleicht hilft ein Beispiel. Sagen wir, Freunde, mit denen Sie eine Verabredung haben, kommen zu spät. Ihre Reaktion schließt auch ärgerliche Gedanken ein. ‚Sie achten meine Zeit nicht. Sie kommen immer zu spät. Sie machen mich verrückt. Sie sind wirklich keine rücksichtsvollen Menschen.' Hier wird eine Menge beurteilt.

Doch es besteht eine andere Möglichkeit. Wir könnten unsere Gedanken über das Zuspätkommen im Sinne der drei Richtlinien neu bewerten. Verletzt ihr Zuspätkommen ein moralisches Gesetz? Gehört es in die gleiche Kategorie wie ein Mord an einem Menschen oder eine absichtliche Verletzung eines Menschen? Verletzt ihr Zuspätkommen eine gesetzliche Richtlinie? Gehört dies Verhalten in die gleiche Kategorie wie Autofahren mit achtzig Kilometern in der Ortschaft? Und verstößt das Zuspätkommen der Freunde gegen ein Naturgesetz? Gehört das Verhalten in die gleiche Kategorie wie das Beschädigen der Ozonschicht durch Fluorchlorkohlenwasserstoffe?"

„In Ordnung", lachte der Mann in sich hinein. „Das sind recht übertriebene Beispiele."

„Eigentlich nicht. Es sind gerade solche Gedanken,

Die Grundlage der Heilung

ist die Fähigkeit,

nicht-urteilende,

bedingungslose Liebe

zu geben

und zu empfangen.

die das Beurteilen immer in Gang bringen. Der Kern ist: Wenn das Benehmen eines Menschen kein moralisches, rechtliches oder natürliches Gesetz bricht, vergessen Sie es! Beurteilen Sie es nicht! Wenn wir uns von dem Bewerten lösen können, dann sind wir schon ein gutes Stück weit auf dem Weg vorangekommen, zu verstehen und zu lernen, wie wir lieben sollen. Und wenn wir bedingungslose Liebe – lieben, ohne eine Gegenleistung zu erwarten – zum Verhalten hinzufügen, das nicht beurteilt, dann bilden beide zusammen eine wirksame Lebensgrundlage.

Ich bin überzeugt, daß die Kraft, die wir in das Urteilen und in die Erwartungen gesteckt haben, so umgeleitet werden kann, daß sie uns beim Gesundwerden hilft. In diesem Sinn bedeutet die bedingungslose, nicht-urteilende Liebe eine starke Stimulierung unseres Immunsystems. In diesem Sinn ist die Liebe nicht nur emotional, sondern auch physiologisch. In diesem Sinn kann Liebe wirklich immer den Krebs überwinden und ihn auch oft heilen!"

John hielt inne, als der Mann seine Notizen beendete. „Dies alles bezieht sich auf eine andere Facette des Froschküssens: Dem Annehmen eines Menschen im Unterschied zur Billigung eines Menschen. Es ist der Unterschied zwischen dem Akzeptieren von anderen als die, die sie sind, gegenüber der Zustimmung zu dem, was sie tun, zu ihrem Verhalten. Dies gilt nicht nur für Ihre Beziehung zu anderen, sondern dies gilt insbesondere auch für die Art, in der Sie sich selbst sehen.

Zum Beispiel müssen Sie beachten, daß nicht nur Ihr Verhalten bestimmt, wer Sie sind. Sie haben einen großen Wert als Mensch, als ein lebendiges menschliches Wesen unabhängig davon, was Sie vielleicht tun, und sogar trotz allem, was Sie vielleicht tun! Der Kernpunkt ist, daß Sie wahrhaftig lernen müssen, Ihren Wert als Mensch zu akzeptieren, auch wenn Sie vielleicht Ihr Verhalten nicht gutheißen."

Der Mann schwieg, tief in Gedanken. Schließlich sagte er flüsternd: „Erzählen Sie mir noch mehr."

„Gut", sagte John, „wir wollen die anderen Menschen untersuchen. Sie sind so wie Sie und ich. Ihr Wert liegt nicht in dem, was sie tun. Wir können lernen, andere auch als Bürger und Bürgerinnen dieser Welt zu akzeptieren, selbst wenn wir ihr Verhalten vielleicht nicht gutheißen. Meine Aufgabe besteht darin, andere zu *akzeptieren*, und nicht darin, andere zu *billigen*."

„Akzeptieren statt billigen bedeutet, daß ich nicht der Richter sein muß, nicht wahr?" fragte der Mann.

„So ist es", stimmte John begeistert zu. „Genauso ist es. Sehen Sie, wenn wir urteilen, sehen wir den anderen Menschen, oder uns selbst, nicht wirklich als ganze Menschen. Die meisten Menschen wuchsen in einer Umgebung heran, in der Wert auf konstruktive Kritik gelegt wurde. Dies ist üblicherweise eine Verschleierung für das Auffinden von Fehlern. Wenn wir urteilen, finden wir Fehler und stempeln andere oder uns selbst leicht als wertlos ab. Wir nehmen an, daß der andere Mensch ganz und gar schlecht sei. Wir nehmen an, daß wir selbst ganz und gar wertlos seien.

Doch wenn wir die Menschen von ihrem Verhalten trennen können, gibt es vieles, das mit Liebe akzeptiert werden kann. Wir können uns vom ‚Fehlerfinder' in einen ‚Liebefinder‘ verwandeln! Nur dann können wir hören, wenn eine starke innere Stimme sagt: ‚Ich liebe dich und akzeptiere dich so, wie du bist.‘“

Wiederum schwieg der Mann. Das war neu. Und irgendwie erschreckend.

Wenn man sich entscheiden würde zu lieben, würde man verletzlich. Andere Menschen könnten einen Vorteil aus dieser Liebe ziehen.

„Können andere Menschen nicht aus dieser Liebe einen Vorteil für sich ziehen?“ fragte der Mann und sprach seine Zweifel aus. „Können sie nicht einen Vorteil aus dir selbst ziehen?“

„Nur dann, wenn Sie Erwartungen haben, diese Liebe auszudehnen“, sagte John. „Denken Sie daran, es ist unsere Aufgabe, ohne Bedingungen zu lieben. Wie der andere sich dazu verhält, ändert kaum etwas daran.

Ein klassisches Beispiel ist vielleicht der Fall der Gäste, die in einem eleganten Restaurant ein Dinner einnehmen. Sie finden die Bedienung jämmerlich und die Kellnerin unfreundlich und unverschämt. Die Gäste sind ärgerlich und fühlen sich schlecht behandelt. Sie empfinden ihre Beschwerde und Feindseligkeit als gerechtfertigt und hinterlassen der Kellnerin kein Trinkgeld.

Nun wollen wir diese Szene noch einmal von vorn ablaufen lassen. Dieses Mal wollen wir annehmen, daß die Gäste, als sie sich an den Tisch setzen, herausfinden, daß der Mann der Kellnerin vor zwei Tagen gestorben ist und daß sie fünf Kinder zu Hause hat, die vollständig auf ihre Unterstützung angewiesen sind.

Das verändert alles. Die Gäste verhalten sich nun

Meine Aufgabe

besteht darin,

andere zu akzeptieren,

und nicht darin,

andere zu billigen.

anders. Sie erkennen, daß ihr Verhalten zwar unangemessen war, daß die Kellnerin aber ein ängstlicher Mensch ist, der nach Liebe und Anerkennung ruft. Die Gäste akzeptieren die Frau jetzt als Menschen, ohne ihr Tun und Verhalten zu billigen. Die Haltung der Gäste ist nun liebevoll, eine Reaktion, die sie durch ein besonders hohes Trinkgeld für die Kellnerin ausdrücken.

Verstehen Sie das?" fragte John. „Die Szene war in beiden Fällen gleich. Die Personen waren gleich. Der Ort war gleich. Die Worte waren gleich. Jedoch wurden in der ersten Szene die Ereignisse durch die Brille der Billigung gesehen, mit Liebe, die an Bedingungen geknüpft ist. Und in der zweiten Szene wurden sie durch die Brille des Akzeptierens gesehen – mit nicht-urteilender Liebe, die keine Bedingungen stellt.

Was veränderte die Rolle der Gäste? Nichts anderes, als daß sie vom ‚Fehlerfinden' zum ‚Liebefinden' übergingen. Auf diese Weise können wir leben! Auf diese Weise können wir den Krebs bezwingen!"

Der Mann war nachdenklich. „Bedeutet das … den Frosch zu küssen?" fragte er.

„Wunderbar!" rief John aus. „Sie haben es verstanden! Das ist es!"

Wieder war der Mann ruhig und nachdenklich. Diese Vorstellung hatte viele Folgerungen. „Dies gilt auch für andere Bereiche des Lebens, nicht wahr?" fragte der Mann.

„Ja, natürlich", lächelte John. „Das Küssen des Frosches hat unbegrenzte Anwendungen! Manche Menschen spüren, daß sie mit einem Frosch *verheiratet* seien! Manche denken, sie *arbeiten* für einen Frosch. Und manche Menschen sehen alle anderen Menschen auf der Welt als Frosch an."

Beide Männer lachten.

„Doch das ist eben die Brille der Zustimmung, Beurteilung und Erwartung, die dafür sorgt, daß wir nie die Macht der Liebe kennenlernen werden. Machen Sie sich klar, daß die anderen Menschen sich nicht ändern müssen, damit ich sie liebe. Sondern *ich* muß mich ändern, damit ich sie lieben kann! Ist das nicht ein revolutionärer Gedanke?"

John sprang auf die Füße und winkte mit den Armen. „Unsere erste Aufgabe ist es, aus einem ,Fehlerfinder' zu einem ,Liebefinder' zu werden – bei uns selbst und anderen Menschen. Und nur wir selbst können diese Entscheidung fällen. Es hängt von uns ab! Es steht in unserer Macht. Ist das nicht wunderbar? Ist das nicht ein glücklicher, hoffnungsvoller Gedanke?"

Der Mann lächelte. Man mußte einfach Freude empfinden bei Johns Anblick, wie er überschwenglich seine Arme schwenkte und mit seiner vollen Stimme über Liebe sprach. Und er mußte zugeben, daß in der Botschaft vom Küssen des Frosches tatsächlich Hoffnung lag. Wie erfrischend – in uns war etwas Ganzes, etwas Heiles, nicht ein wesentlicher Fehler. Und die anderen Menschen konnten wir akzeptieren, wenn wir wollten, auch wenn wir sie vielleicht nicht billigten. Wir mußten nicht jeden beurteilen! Vom „Fehlerfinder" zum „Liebefinder" werden – das war gut!

„In dieser Aussicht liegt Glück, nicht wahr?" fragte der Mann. „Das Küssen des Frosches bringt Freude, nicht wahr?"

„Sie sind großartig!" sagte John. „Ich sehe schon, daß Sie Ihren Krebs bezwingen, weil Sie so offen für diese Grundsätze sind. Sie haben schon die nächste Stufe von LEBEN erfaßt – Freude! Mit Liebe kommt Glück. Und mit Glück ist Freude möglich.

Sie wissen, daß sich in unserem Inneren ein Kind befindet – der gute, nicht manipulierbare, Spaß liebende, mit Freude erfüllte kleine Mensch, der gefüttert werden muß. Es ist die Überzeugung des Krebs-Überwinders, daß die meisten Krebspatienten dies innere Kind nicht richtig ernähren. Und durch Nichtbeachtung der wirklichen Bedürfnisse des Kindes tragen sie vielleicht zu ihrer Krankheit bei oder verhindern ihre Genesung.

Ich habe früher die Bedürfnisse meines Kindes nicht anerkannt", sagte John. „Ich fühlte immer, daß diese Bedürfnisse weit hinter mir lagen. Ich war doch reifer geworden. Ich hatte mich entwickelt. Ich brauchte nicht mehr zu lachen und zu spielen. So dachte ich jedenfalls. Ach, wie hatte ich mich geirrt! Die Bedürfnisse meines inneren Kindes sind sehr stark. Ich wette, Sie haben das gleiche Bedürfnis."

Der Mann sagte: „Ich weiß nicht genau, worüber Sie sprechen. Erzählen Sie mir noch mehr."

„Die Freude kann in zwei Schritten gefunden werden. Der erste ist eine Frage der Einstellung. Für mich umarmt die Freude das Leben und umschließt dabei alle Schönheit und Wunder und das Gute dieser Welt. Die Freude drückt sich nicht darin aus, wieviel man besitzt, sondern wieviel man genießt.

Ich habe einmal einen Aufkleber gesehen, der die Worte trug ‚Wer das meiste Spielzeug hat, gewinnt!'

110

Die anderen Menschen

brauchen sich nicht zu ändern,

damit ich sie liebe –

ich muß mich ändern,

damit ich sie liebe.

Mein Vorschlag ist: ‚Wer die größte Freude hat, gewinnt.'

Das ist die Einstellung, der Standpunkt, die nach Freude in kleinen, wertvollen Packungen sucht und das beste aus ihnen macht, denn die großen Packungen mit Freude sind wirklich selten."

„Das ist die Freude!" sagte der Mann. „Es klingt wunderbar. Ich wünschte, ich könnte mehr von diesen Augenblicken ergreifen."

„Das können Sie", sagte John. „Sehen Sie, der zweite Schritt, Freude zu finden, das innere Kind herauszulassen, ist Aktion. In anderen Worten, wir müssen uns Zeit zum Spielen einräumen."

„Spielen?" fragte der Mann nach.

„Ja, spielen", lächelte John. „Das Kind in uns braucht jeden Tag Zeit zum Spielen."

„Aber spielen klingt so ... so ... Ich denke, es kommt mir kindisch vor", sagte der Mann.

„Und genauso das ist der Sinn!" erwiderte John heftig. „Danach suchen wir – nach Möglichkeiten, das Kind in uns zu ernähren. Das kann ein wirklich wichtiger Schritt auf unserer Reise sein.

Wir sollen Spaß haben, uns ein erfreuliches Erlebnis schaffen. Dem Menschen, der Freude findet, der lacht, geht es viel besser als dem stoischen Menschen, der selten ein Lächeln hervorbringt und seine oder ihre Gefühle nicht anerkennt.

Genau damit war ich vorhin beschäftigt, als Sie hereinkamen. Das Jonglieren ist eine meiner Formen zu spielen. Und es vermindert nicht meine Leistungsfähig-

Freude besteht nicht darin,

wieviel man besitzt,

sondern

wieviel man genießt.

keit in der Arbeit, sondern hilft mir, meine Lebenskraft zu steigern.

Anfänglich, als ich den Krebs-Überwinder von Lachen und Spielen reden hörte, habe ich auch angenommen, das sei nichts für mich. Ich war ziemlich unflexibel, was das Freilassen meines inneren Kindes anging. Dann sprach der Krebs-Überwinder über Verhaltensweisen, die wir vielleicht schon als Kinder kennengelernt hatten. Seine Gedanken waren Volltreffer.

Schon früh war mir beigebracht worden, ‚sich anzustrengen‘, ‚es ernst zu meinen‘, ‚stark zu sein‘, ‚erfolgreich zu sein‘, ‚ein guter Versorger zu sein‘. Und ich habe gehört, wie Frauen ihre Aufgaben beschrieben als ‚vollkommen sein‘, ‚es jedem recht machen‘, ‚jeden ernähren‘, ‚hübsch aussehen‘. Als mir klar wurde, wie stark ich von anderen Menschen bestimmt worden war, mußte ich tatsächlich anfangen, mir eine Aufgabe zu geben. Ich mußte Zeit zum Spielen einplanen. Ist das nicht verrückt?‘‘

Der Mann schüttelte seinen Kopf. „Nein, überhaupt nicht. Diese Krebsreise hat mich von neuem mir selbst gegenübergestellt. So bin ich auch. Ich habe die gleichen Dinge gelernt. Ich habe die gleiche Einstellung zum Spielen, die auch Sie einmal hatten.‘‘

„Ich höre heraus, daß Sie ein wenig streng mit sich sind‘‘, sagte John. „Sie sollten sich auf diesem Gebiet lieber umstellen. Als erstes gestattete ich mir zu spielen. Das Spielen wurde ein wichtiger Bestandteil in meinem Leben. Ich sagte immer: ‚Ich werde nach der Arbeit spielen‘. Nun, die Arbeit ist nie zu Ende. Jetzt erlaube ich mir, Arbeit und Spiel in gleicher Weise zu behandeln –

114

Spielen

ist

in Ordnung.

beide sind wichtig. Beide verdienen mein Bestes. Ich mußte entscheiden, daß Spielen in Ordnung ist.

Das Nächste, was ich tat, hat mir wirklich sehr geholfen. Ich gab meinem inneren Kind einen Namen! Als ich jünger war, nannte mich niemand ‚John'. Ich war unter meinem Spitznamen ‚Buddy' bekannt. Das hat mir immer gefallen. Deshalb begann ich, mein inneres Kind ‚Buddy' zu nennen!

Das ist großartig! Ich habe diese Gewohnheit nicht aufgegeben! Am Anfang fragte ich, was mein inneres Kind brauchte, um gesund zu werden. Und jetzt frage ich Buddy, was er braucht, um gesund zu *bleiben*.

Sehr hilfreich war für mich der Vorschlag des Krebs-Überwinders, wir sollten uns dies innere Kind als den Teil von uns vorstellen, der Krebs bekommen habe. Dann besteht unsere Hauptaufgabe darin, für dieses Kind zu sorgen, es wieder gesund zu pflegen und ihm zu helfen, den Krebs zu bezwingen.

Wenn ich Buddy frage, was er braucht, um gesund zu bleiben, versuche ich auf einer sehr einfachen Stufe über mein Verhalten, Gefühl und Verhalten mit mir selbst in Kontakt zu kommen. Buddy möchte unverändert, daß ich sein Bedürfnis nach Lachen, Spiel und Freude erfülle. Und ich höre zu. Ich erfülle diese Bedürfnisse jetzt", lächelte John.

„Es gefällt mir, wie Sie mit Ihrem inneren Kind sprechen. Ich werde das heute auch versuchen!" sagte der Mann. „Ich habe manchmal etwas davon gespürt, aber ich habe nie wirklich mit meinem inneren Kind gesprochen. Es scheint spannend zu sein."

„Wenn Sie mit Ihrem inneren Kind sprechen", sagte

Was braucht mein inneres Kind, um gesund zu werden?

John, „möchten Sie es vielleicht so tun, wie es der Krebs-Überwinder vorschlägt. Er bat mich, ich solle fünfzig verschiedene Dinge aufschreiben, die ich tun könnte, irgendwelche Beschäftigungen, die mir Spaß machen und Freude in mein Leben bringen würden. Versuchen Sie diese Übung auch. Ich fand es am Anfang sehr schwierig, fünfzig Dinge zu finden. Ich vermute, daß mein Kind so unterernährt war, daß es vergessen hatte, wie man spielt. Doch jetzt hat meine Liste mehr als 150 Beschäftigungen – und vergrößert sich ständig."

„Das ist wunderbar", sagte der Mann. „Doch ich glaube, ich werde Schwierigkeiten haben, auch nur zehn Möglichkeiten zu finden."

„Sie werden es lernen", sagte John. „Ich fand heraus, daß es für mich wichtig war, vor allem die Zeit zum Spielen freizuhalten. Am Anfang tat ich an manchen Tagen gar nichts. Aber es half mir, daß ich die Zeit festlegte, mir die Zeit nahm. Und allmählich füllte ich diese Zeit mit meinen Beschäftigungen aus.

Einmal hörte ich den Krebs-Überwinder übers Spielen in Verbindung mit Behandlungen sprechen. Eine Frau hatte Angst, zu den Behandlungen zu gehen. Deshalb schlug der Krebs-Überwinder vor, sie solle die Behandlungen zwischen zwei Spielzeiten legen. Vor der Behandlung plante sie dreißig Minuten Klavierspielen für sich selbst ein. Und nach der Behandlung machte sie einen Schaufensterbummel und bereitete sich mit dem Anblick der ausgestellten Waren und dem geschäftigen Treiben in den Straßen eine Freude. Es war interessant, daß ihre Angst vor den Behandlungen abnahm und die

Nebenwirkungen, die sie gespürt hatte, verschwanden. Sie sorgte nun für ihr inneres Kind.

Also pflegen Sie Ihr inneres Kind", fuhr John fort. „Spielen ist viel mehr als eine Beschäftigung; es ist ein Verhalten, das Kraft für die Heilung hervorbringt. Und wir sind zum Spielen nie zu müde. Wenn wir das denken, so ist es vielleicht ein Signal, daß wir noch mehr spielen müssen. Achten Sie auf die Bedürfnisse Ihres inneren Kindes."

„Vielen Dank, daß Sie mir die Erlaubnis dafür geben", sagte der Mann. Und er lachte laut auf. „Wissen Sie, ich fühle mich schon besser. Schon allein der Gedanke, daß ich mir gestatte zu spielen, ist wunderbar. Und die Vorstellung, einen Frosch zu küssen, ist noch besser! Ich werde ein spielerischer Frosch-Küsser! Was halten Sie davon?"

Beide Männer lachten lauthals! Vielleicht stand ihnen ein Bild vor Augen, das der spielerische Frosch-Küsser heraufbeschworen hatte. Auf jeden Fall war eine wirkliche Befreiung in ihrem Lachen spürbar – ein Sicherheitsventil war geöffnet worden.

Dann sprach John erneut: „Es ist wundervoll, daß ich sehe, wie Sie lachen, wie Sie lächeln und Freude in Ihren Augen leuchtet. Doch so großartig es auch sein mag, ein spielerischer Frosch-Küsser zu sein, es gibt noch etwas Besseres."

„Was ist das?" fragte der Mann.

„Nun, alle Liebe dieser Welt, alle Freude dieser Welt, die all unsere Probleme lösen, die sogar unsere Überzeugungen verändern, sind leer ohne eine wesentliche Zutat.

Ich hörte einmal, daß jemand sie folgendermaßen beschrieb: ‚All unsere Bemühungen sind wie eine lange Kette von Nullen. Sie bedeuten nichts, wenn nicht eine Dezimalzahl vor ihnen steht. Diese Zahl ist der Frieden der Seele.‘ "

Der Mann schwieg und dachte über das eben Gehörte nach.

„Die wichtigste Botschaft des Krebs-Überwinders ist tatsächlich der innere Frieden. Das Ziel ist, inneren Frieden zu erlangen, nicht nur den Krebs zu heilen.

Der innere Frieden schafft Bedingungen, die eine Heilung im Körper fördern. Vielleicht ist es am besten, dem Körper die Möglichkeit zu geben, seinen eigenen Heilungsmechanismus in Gang zu setzen."

„Mir gefällt, was Sie sagen", sagte der Mann, „doch was ist eigentlich der persönliche Frieden? Und auf welche Weise kann ich ihn erreichen?"

„Das sind gute Fragen", sagte John. „Der Krebs-Überwinder sagt: ‚Der persönliche Frieden geht über das Selbst hinaus und läßt die innere Harmonie wachsen.‘ Wir wollen uns diese Erklärung einmal näher anschauen.

Zuerst heißt es da, der persönliche Frieden übersteigt, er hat eine transzendente Qualität. Der Gedanke bedeutet, daß der persönliche Frieden zugleich Absicht, Wahl und Ausführung ist. Er ist keine zufällige Erscheinung. Und der persönliche Frieden übersteigt das Ich – das bedeutet, daß die Entscheidung gefällt wurde, bewußt Selbstbeschränkungen wie Angst, Ärger und Schuld fallen zu lassen und der gelassenen Größe zuzustreben, die in jedem von uns ruht. Und der Frieden der Seele ist

Das Ziel ist,

inneren Frieden

zu erlangen –

nicht nur

den Krebs zu heilen.

innere Harmonie, innere Zufriedenheit, innere Gelassenheit. Das ist die Erklärung. Und das ist unser Ziel."

„Sie sprechen gar nicht über äußere Ruhe", sagte der Mann.

„Viele Menschen schließen sie ein", sagte John, „und andere nicht. Für mich schließt der persönliche Frieden sowohl Zeiten äußerer Ruhe wie auch Zeiten der Beschäftigung ein. Der Krebs-Überwinder nimmt eigentlich den Frieden aus dem Bereich der Beschäftigung heraus, wenn er sagt: ‚Sie werden persönlichen Frieden erleben, wenn im wesentlichen übereinstimmt, was Sie denken, was Sie sagen und was Sie tun.' Ich glaube, daß wir im Grunde dies erreichen wollen – innere Übereinstimmung. Ruhe kann ein Bestandteil sein. Aber auch das Tätigsein könnte ein Bestandteil sein.

Sie sehen, daß es nicht so sehr die körperlichen Gesichtspunkte, sondern die inneren, die emotionalen Bestandteile sind, die den persönlichen Frieden ausmachen. Dies ist für den Krebspatienten besonders wichtig. Denken Sie daran, daß der innere Frieden von unserem körperlichen Zustand unabhängig ist."

Es entstand eine Pause. „Aha", sagte der Mann. „Mir geht gerade ein Licht auf. Der persönliche Frieden faßt dies alles zusammen, nicht wahr?"

John nickte zustimmend.

„Wie erreiche ich diesen Frieden? Was muß ich tun, damit er zu einer Lebensweise wird?"

John stand auf, streckte sich und ging quer durch den Raum. „Wissen Sie", begann er, „von all den Veränderungen, die ich auf Anregung des Krebs-Überwinders in meinem Leben machte, hat das tägliche Streben nach

Der innere Friede

ist unabhängig

von unserem

körperlichen Zustand.

innerem Frieden die entscheidendste Wirkung auf mein inneres und äußeres Leben. Wenn ich eine Veränderung angeben müßte, die meinen Tagesablauf am meisten veränderte, die für eine Heilung die größten Möglichkeiten in sich barg, dann ist es dieses Streben – das Annehmen eines tief gehenden inneren Friedens, der uns allen zur Verfügung steht."

„Ich weiß nicht, ob ich das verstehe", sagte der Mann.

„Ich nehme mir jeden Tag eine Zeit der Stille, eine tägliche Portion Ruhe, die mich mit den verborgeneren Schichten des inneren Friedens in Berührung bringt."

Der Mann sah etwas erstaunt aus. „Das scheint ein wenig weit hergeholt. Was meinen Sie damit?"

John lächelte sein beruhigendes Lächeln und setzte sich wieder. „Hören Sie einfach mit Ihrem Verstand zu. Hier liegt eine große Heilungsmöglichkeit.

Zweimal am Tag reserviere ich mir fünfzehn Minuten, um Gefühle und Denken zu beruhigen, um meinen Geist zu erforschen und mir zu bestätigen, daß ich in allen Bereichen meines Lebens vollständig gesund bin. Hier während der Arbeit, zu Hause, wenn ich reise, wo ich auch bin, suche oder mache ich mir ein ruhiges Plätzchen, an dem ich nicht gestört werde. Zweimal am Tag – öfter, wenn ich viel Streß habe – lasse ich meinen Geist zur Ruhe kommen, bestätige ich mich selbst und finde meinen persönlichen Frieden.

Ich sitze in einer bequemen Stellung, schließe meine Augen und wende meine Aufmerksamkeit meinen Muskeln zu. Sehr sorgfältig spanne ich erst meine Muskeln vom Scheitel bis zur Sohle an und entspanne sie dann wieder. Besonders beachtet werden die Muskeln der

Schulter, des Nackens und der Stirn. Die meisten Schwierigkeiten hatte ich bei den Kiefermuskeln – ich preßte den Kiefer immer zusammen, knirschte mit den Zähnen und preßte meine Zunge gegen den Gaumen. Kein Wunder, daß ich beständig Kopfschmerzen hatte. Von den Schultern aufwärts waren alle Muskeln verkrampft. Ich nehme mir jetzt die Zeit, diesen Bereich bewußt zu entspannen.

Weiter stelle ich mir meinen Geist als Wasseroberfläche vor. Ich habe das Bild eines Sees vor mir. Und wenn ich an den Streß und die Anspannung denke, die ich vielleicht an diesem Tag hatte, sehe ich auf der Oberfläche des Sees weiße Schaumwellen.

Doch dann stelle ich mir vor, daß ich die Szene verändere, denn ich habe die Macht, diese Wellen verschwinden zu lassen. Ich mache die wogende Oberfläche ruhig – ruhig und glatt wie einen Spiegel. Gleichzeitig wiederhole ich im stillen das Wort Frieden im Rhythmus meines Atmens.

Erstaunlicherweise folgt nicht nur mein Geist mit Gedanken, die beruhigend und besänftigend sind, sondern meine Seele scheint von einer Last befreit zu sein. Wenn mir ein belastender Gedanke oder eine Sorge in den Sinn kommt, so schicke ich sie leise fort und lasse meine Gedanken sofort zu der ruhigen glatten Oberfläche des Sees zurückkehren und zu meinem Kernwort *Frieden*."

Der Mann lächelte: „Ich muß gestehen, schon allein das Zuhören, wie Sie Ihre tägliche Ruhepause beschreiben, ist friedlich."

„Wunderbar", sagte John. „Das zeigt mir, daß Sie diese Übung leicht und richtig durchführen können. Erinnern Sie sich, zuerst müssen die Muskeln entspannt werden. Dies allein ist schon ein heilendes Erlebnis und wird Ihnen auch helfen, wenn Sie wieder ganz gesund sind. Dann muß der Geist beruhigt werden. Schicken Sie ankommende Gedanken weg, und kehren Sie zu der ruhigen, friedlichen Oberfläche des Sees zurück."

John fuhr fort: „Ich benutze das auch als eine Gelegenheit, meinen Geist zu überprüfen und den tieferen Botschaften der Harmonie zu lauschen, die ich im Beruhigen des Geistes gefunden habe. Dies schafft eine Verbindung zu dem Vorgang des Veränderns.

Viele Gedanken, die während meines inneren Dialoges meinen Geist kreuzen, haben mit Beurteilen zu tun und mit dem Gefühl, daß ich recht haben muß. Wenn ich meine Seele beobachte und frage, ob diese Standpunkte mir Liebe, Frieden und Freude bringen, ist dies für mich immer eine enthüllende und reiche Erfahrung.

Ich höre meinem inneren Ich zu. Manche nennen das Intuition. Andere nennen es Bewußtsein, innere Weisheit oder das Unbewußte. Ich sehe es als mein inneres Ich an.

Ich stelle Fragen wie: ‚Erlebe ich Liebe, Freude und Frieden?' Dann warte ich auf die Antwort von meinem inneren Ich. ‚Spiegelt meine Ehe Liebe, Freude und Frieden wider?' ‚Wie ist es mit meiner Arbeit? Mit meiner körperlichen Verfassung? Unserem Freundeskreis? Unseren finanziellen Verhältnissen?' Der Zweck dieser Fragen besteht darin, wichtige Lebensbereiche zu untersuchen und der inneren Selbstbewertung zuzuhören.

Bekomme ich eine positive Antwort, bin ich dankbar dafür. Ich drücke meine Dankbarkeit aus. Höre ich eine negative Antwort, frage ich: ‚Welche Botschaft bekomme ich hier? Wie muß ich mich ändern?‘ Dann höre ich der Weisung aus meinem Inneren zu. Mit etwas Übung war ich imstande, mit mir selbst zu sprechen. Jetzt weiß ich, daß eine starke innere Führung ein bedeutender Bestandteil meines Lebens ist.“

„Wie wissen Sie, daß Sie nicht einfach selbstsüchtig die Antworten hervorbringen, die Sie hören möchten?“

„Das ist eine sehr gute Frage. Sehen Sie, ich glaube wirklich, daß Liebe, Freude und Frieden mein Ziel sind und das beste für mein Leben sind. Wichtig sind nur Liebe, Freude und Frieden. Wenn ich Zeichen erhalte, die auf Angst, Ärger und Schuld beruhen, dann weiß ich, daß ich mich ändern muß. Ich muß wieder loslassen.

Wenn ich Antworten erhalte, die auf Liebe, Freude und Frieden beruhen, vertraue ich ihnen, denn sie stimmen mit meinem Ziel überein.“

„Doch wenn Sie von ‚loslassen‘ sprechen, was meinen Sie dann?“ bedachte der Mann.

„Sie haben eine wesentliche Frage gestellt, die zu allen Zeiten gestellt wurde. Für mich“, fuhr John fort, „bedeutet ‚loslassen‘ eine Haltung entspannten Vertrauens. Entspanntes Vertrauen ist das Gefühl von innerer Harmonie – die Heiterkeit, die Zufriedenheit – die aus der Gewißheit stammt, daß alles gut ist, sogar wenn Sie Krebs haben.

Sie *können* loslassen. Sie brauchen nicht zu urteilen. Sie brauchen nicht zuzustimmen. Sie brauchen nicht zu kontrollieren. Sie brauchen nicht jedesmal recht zu haben. Sie können sich Urlaub geben in Ihrem Versuch, Manager des Universums zu sein! Das ist loslassen.“

Beide Männer lachten. Wie oft hatten sie beide versucht, diese Rollen zu übernehmen und diese Standpunkte einzunehmen. Neues Denken war erforderlich. „Prüfen, beobachten, zuhören – das sind die Schlüssel zu einem besseren Weg."

John fuhr fort: „Und dies führt zum letzten Teil meiner täglichen Ruhepause – zur Selbstbestätigung. Viele Menschen benutzen eine Art Autosuggestion, um alten eingefleischten Denkmustern entgegen zu wirken. Positive Aussagen werden mit innerer Überzeugung mehrfach wiederholt und können so ein neues Verständnis von der Krebserkrankung schaffen. Das Ende Ihrer Ruhepause ist dafür der geeignete Augenblick.

Doch müssen wir auch einen anderen Aspekt betrachten. Er bezieht sich auf das Bekräftigen – manche würden sagen Lenken, andere vielleicht Einüben – der in unserem Körper vorhandenen Heilkräfte.

Es ist allgemein anerkannt, daß erwünschte Tätigkeiten in Gedanken vorweggenommen werden können. Olympische Wettkämpfer benutzen diese kreative Vorstellungskraft oder Imagination, um sich in Wettkampfstimmung zu versetzen. Je öfter sich zum Beispiel ein Leichtathlet einen erfolgreichen Sprung über die Querlatte vorstellt, um so tiefer werden die mentalen und emotionalen Abläufe eingegraben. Kurzum, wir werden so, wie wir über etwas denken."

„Was wollen Sie damit sagen?" fragte der Mann.

John sah dem Mann direkt in die Augen. „Ich will damit sagen, daß Sie erheblichen Einfluß auf Ihr Immunsystem haben, Ihre natürliche Abwehr gegen den Krebs."

„Betrifft das wieder die Psychoneuroimmunologie, von der ich schon früher gehört habe?" fragte der Mann.

„Ja", sagte John. „Und die grundlegende Technik zur positiven Stimulation unseres Immunsystems besteht in der Anwendung der kreativen Vorstellungskraft während unserer täglichen Ruhepause.

Ein Wissenschaftler bezeichnete es als Heilung mit Gehirnchemie. Die Abwehrkräfte unseres Immunsystems werden unter Streßeinwirkung schwächer. Eine Ruhepause mit Entspannungsübungen und kreativer Vorstellungskraft ist vielleicht eine Möglichkeit, die biochemischen Streßauslöser zu lenken und somit unsere Widerstandskräfte zu erhalten."

„Verstehe ich richtig, daß ich, zusätzlich zu dem Einfluß meiner Gefühle auf mein Immunsystem, auch ganz bewußt die Wirkung meines Immunsystems steigern kann?"

John sprach fest und mit tiefer Überzeugung: „Ja: durch die kreative und bewußte Vorstellung, daß unser Immunsystem wirksam arbeitet, kann es tatsächlich gestärkt werden. Ich glaube auch, daß das Immunsystem auf positive Weise zu wirken beginnt, wenn die psychischen Blockaden von Angst, Ärger und Schuld durch Liebe, Freude und Frieden ersetzt werden. Wenn wir uns vorstellen, daß bösartige Zellen vernichtet werden, und wenn wir uns vorstellen, daß wir gesund sind und uns wohl fühlen, wird sich unser ganzes Sein – Körper, Geist und Seele – auf die Gesundheit zubewegen. Diesen Gedanken nähren wir! Darum bemühen wir uns!"

„Ich habe schon davon gehört", sagte der Mann. „Ich habe sogar erst kürzlich gelesen, daß einige Ärzte das Ganze für eine Selbsttäuschung halten."

„Es tut mir leid, daß Sie das gelesen haben", sagte John. „Statt diesen Artikel ernst zu nehmen, würden Sie wohl hier und jetzt ein Experiment mit mir machen? Wären Sie bereit herauszufinden, ob wir durch unsere Gedanken ein System in unserem Körper auslösen können?"

„Natürlich bin ich dazu bereit. Was wollen wir machen?"

John machte es sich bequem, indem er sich in seinem Sessel zurücklehnte und seine Beine ausstreckte. Er bat den Mann, das gleiche zu tun. „Also, schließen Sie nun Ihre Augen, und stellen Sie sich vor, Sie seien in Ihrer Küche. Gehen Sie zum Kühlschrank, und nehmen Sie eine große, gelbe Zitrone, die sich dort befindet, heraus. Während Sie die leuchtend gelbe Zitrone in der Hand halten, fühlen Sie die Beschaffenheit ihrer Schale. Fühlen Sie die Form. Sehen Sie, welche Farbe sie hat. Führen Sie die Zitrone an Ihre Nase, und riechen Sie den durchdringenden Geruch. Gehen Sie jetzt zu dem Küchenschrank, in dem Sie ein Messer finden. Schneiden Sie die Zitrone entzwei. Beachten Sie, wie es spritzt, und riechen Sie den Duft, wenn der Saft über Ihre Finger läuft. Nehmen Sie nun eine Hälfte, und stecken Sie sie zwischen Ihre Zähne. Beißen Sie kräftig zu, und schmecken Sie den Saft, wie er über Ihre Zunge und in Ihren Mund läuft."

„In Ordnung!" lachte der Mann. „Sie haben es klar gemacht. Es ist unglaublich, wieviel Spucke erzeugt wird!"

„Es ist so", sagte John, „daß der Körper den Unterschied zwischen dem, was wirklich oder nur in Ihrer

Wir bewegen

unser gesamtes Sein –

Körper, Geist und Seele –

auf die Heilung zu.

Vorstellung stattfindet, nicht erkennt. Dies Prinzip trifft genau den Kern dessen, was ich über die entscheidende Bedeutung sagte, die der Vorstellung zukommt, daß unser Immunsystem wirksam arbeitet. Hilft Ihnen dieses Beispiel irgendwie, Ihre Auffassung, hier fände eine Täuschung statt, zu verändern?"

„Ich habe mir schon viele Male etwas vorgestellt. Ich benutzte es auch für meine Arbeit. Ich weiß, daß es dort wirkt. Und ich sehe keinen Grund, warum es nicht auch hier wirken sollte."

John lächelte. „So ist es. Sie sehen, daß wir unsere Überzeugung schützen müssen. Schon ein Aufsatz, der negativ ist, besonders wenn er von einer Autorität wie einem Arzt geschrieben wurde, kann die Tür zu den verschiedensten Möglichkeiten schließen. Wir wollen auf unsere eigenen Überzeugungen achten und auf unser eigenes Urteil vertrauen."

„Was haben Sie getan, um Ihr Immunsystem zu kräftigen?" fragte der Mann.

„Meine Methode bestand darin, daß ich meinen Krebs als etwas Schwaches ansah und mein Immunsystem als etwas Starkes, das durchaus die Fähigkeit hatte, mit dem Krebs fertigzuwerden. Und in der Behandlungsphase stellte ich mir die Chemotherapie als stark vor, als einen starken Freund, der mir helfen sollte, den Krebs aus meinem Körper zu vertreiben."

„Ja, aber wie wußten Sie, wie eine Krebszelle aussieht? Und ebenso Ihr Immunsystem und die Behandlung?"

John lachte auf, ehe er begann: „Wissen Sie, was ich tat? Ich gab ihnen Symbole. Ich wußte nicht, wie sie

132

wirklich aussahen. Man sagte mir, das sei unbedeutend. Es war noch nicht einmal wichtig, daß ich wußte, wo der Krebs saß. Es war nur wichtig, daß ich mir mein Immunsystem und die Behandlung als wirksam vorstellte.

So stellte ich mir meinen Krebs als Eiswürfel vor. Und mein Immunsystem sah ich als heißes Wasser. Ich sah die Chemotherapie als einen intensiven Strahl von weißem heißem Licht. Das heiße Wasser und der Lichtstrahl schmolzen das Eis, und der Krebs wurde auf natürliche Weise aus meinem Körper gespült. Ich empfand dies als ein sehr wirkungsvolles Bild. Andere haben das Computerspiel von Pac-Man[3] als ein starkes Bild für das Immunsystem benutzt. Wieder andere häufig benutzte Bilder schließen große Fische ein, die kleine Fische fressen, Soldaten, die einen schwachen Gegner besiegen, oder Bilder ähnlicher Art.

Wählen Sie ein schwaches Bild für den Krebs und starke Bilder für Ihr Immunsystem und Ihre Behandlung. Und ,sehen' Sie, wie die toten Krebszellen ganz normal und natürlich von Ihrem Körper ausgeschieden werden. Dann beenden Sie Ihre Ruhepause damit, daß Sie sich sagen, Sie seien gesund und vom Krebs befreit.

Das ist keine Selbst-Täuschung. Es ist Selbst-Steuerung. Und es bringt uns dem Wohlbefinden näher. Was halten Sie davon, Ihre kreative Vorstellungskraft zu benutzen?" fragte John.

„Nun, ich glaube, ich werde sie ausprobieren. Ich muß

---

[3] Pac-Man ist eines der ersten Computerspiele. Kleine runde Scheiben mit einer mundartigen Einbuchtung „fressen" alle möglichen Gegenstände auf.

einfach daran glauben, daß sie etwas bewirkt. Ich habe gesehen, daß das Prinzip in anderen Bereichen meines Lebens gewirkt hat. Deshalb werde ich es auch hier benutzen."

„Es muß noch eine andere wichtige Sache gesagt werden", fügte John hinzu. „Die kreative Imagination und das Bestätigen unserer eigenen Heilkräfte unterscheiden sich vom Beruhigen unseres Geistes und dem Erforschen unserer Seele. Die kreative Vorstellungskraft ist zielgerichtet. Wir leiten unsere Vorstellungskraft ganz bewußt. Das Beruhigen unseres Geistes und das Erforschen unserer Seele sind beobachtungs-gerichtet. Sie tragen dazu bei, daß uns unsere Gedanken und Möglichkeiten bewußter werden. Sie unterstützen uns bei der Entscheidung, die Dinge loszulassen, die uns zurückhalten."

„Was ist wichtiger?" fragte der Mann.

„Machen Sie sich klar, daß wir uns nicht einfach vorstellen, wie weiße Blutkörperchen die Krebszellen angreifen. Sondern wir bewegen unser ganzes Sein – Körper, Geist und Seele – auf die Heilung zu. Und diese Richtung wird von Liebe, Freude und Frieden vorgegeben.

Ich meine damit: So wichtig Ihre kreative Vorstellungskraft auch sein kann, sie sollte als ein Zusatz zu dem Hauptzweck unserer täglichen Ruhepause betrachtet werden. Ich meine, daß Ihre Hauptziele das Beruhigen des Geistes und das Untersuchen der Seele bleiben sollen. Die neue Bewußtheit, die sie hervorbringen können, ist Ihr eigentliches Ziel. Sie erzeugen den inneren Frieden!"

Der Mann beendete seine Notizen. „Wir haben über viele Dinge gesprochen."

John lächelte noch einmal sein besonderes Lächeln.

„Ja, tatsächlich. Aber das ist es, mein Freund. Das ist LEBEN. Liebe, Freude und Frieden. Ein friedlicher, spielerischer Frosch-Küsser! Das ist das Ziel. Und es ist auch das wesentliche Merkmal von Gesundheit!"

„Das ist viel", sagte der Mann. „Können Sie mir helfen, das Wichtigste zusammenzufassen, ehe ich weggehe?"

„Sie haben sich viele Notizen gemacht", sagte John. „Sie können sie allein durchschauen. Doch schreiben Sie sich dies auf. In einem Satz faßt der Krebs-Überwinder LEBEN so zusammen:

LEBEN bedeutet, daß wir unser Leben auf unser eigenes einmaliges Erleben von Liebe, Freude und Frieden zubewegen.

Nehmen Sie sich die Zeit, um über die besondere Bedeutung dieses Satzes für sich selbst nachzudenken."

Die Männer standen auf. John legte seine Hand auf die Schulter des Mannes und blickte ihm direkt in die Augen. „Gehen Sie nun, und leben Sie Ihr Leben von einem Tag zum anderen. Sie wissen nie, wann sich der größte Augenblick in Ihrem Leben ereignen wird. Gehen Sie also, und leben Sie jeden Augenblick so, als wäre er der größte – der größte für die Liebe, für die Freude und den Frieden."

Die Männer umarmten sich. „Ich danke Ihnen", sagte der Mann. Er ging und fühlte sich in Frieden mit sich und der Welt.

Sobald der Mann zu Hause war, setzte er sich an seinen Schreibtisch und faßte seine Notizen zusammen.

Zusammenfassung LEBEN

1. Nicht-beurteilende, bedingungslose Liebe bezwingt den Krebs.

2. Grundlage für die Heilung ist die Fähigkeit, nicht-beurteilende, bedingungslose Liebe zu geben und zu nehmen.

3. Meine Aufgabe besteht darin, andere Menschen zu akzeptieren, nicht darin, sie zu billigen.

4. Die anderen Menschen brauchen sich nicht zu ändern, damit ich sie lieben kann; ich muß mich ändern, damit ich sie lieben kann.

5. Freude drückt sich nicht darin aus, wieviel man besitzt, sondern wieviel man genießt.

6. Spielen muß sein. Ich stelle eine Liste von fünfzig Beschäftigungen zusammen, die Spaß machen, die mir Freude bereiten.

7. Mein inneres Kind anerkennen und mit ihm sprechen. Frage: ,Was brauchst du, um gesund zu werden?'

8. Mein Ziel ist es, inneren Frieden zu haben, nicht nur den Krebs zu heilen. Der innere Frieden schafft Bedingungen, die der Heilung des Körpers förderlich sind.

9. Der innere Frieden ist von meinem körperlichen Zustand unabhängig.

10. Tägliche Ruhepausen festsetzen – mindestens fünfzehn Minuten zweimal am Tag, und dabei:

- die Gedanken auf ein friedliches Bild konzentrieren, aufkommende andere Gedanken wegschicken und zu dem friedlichen Ort zurückkehren.
- meinem inneren Selbst zuhören, für Liebe, Freude und Frieden dankbar sein und für Mitteilungen, die eine Änderung verlangen, offen sein.
- mich selbst bestätigen und bekräftigen, daß mein Immunsystem an der Überwindung des Krebses arbeitet.

SECHS

DER KREBS-ÜBERWINDER
ERKLÄRT DAS ZIEL

◆

Der Mann fühlte sich gut. Johns Ausführungen über LEBEN hatten ihm Hoffnung gegeben! Er rief den Krebs-Überwinder gleich am folgenden Morgen an. „Ich habe meine Aufgabe erfüllt", sagte er. Sie verabredeten ein Treffen am Nachmittag, gleich nach dem Termin des Mannes bei seinem Arzt.

Als der Mann an dem Haus des Krebs-Überwinders ankam, hatte sich seine Stimmung geändert. Der Krebs-Überwinder reagierte sofort auf diese Veränderung. „Im Vergleich zu Ihrem Anruf heute morgen scheinen Sie beunruhigt zu sein. Wollen Sie darüber sprechen?"

„Ja, das möchte ich, und ich kann Ihnen genau sagen, was es ist", sagte der Mann. „Ich komme gerade aus dem Sprechzimmer meines Onkologen. Und obwohl es mir gut geht, war es kein schönes Erlebnis, all die Patienten in dem Wartezimmer zu sehen. Es war deprimierend! Ich unterhielt mich mit einer Frau, die gerade eine Remission hatte. Es ist beängstigend, wenn man sich bemüht, wieder gesund zu werden, und statt dessen kehrt der Krebs zurück."

„Warten Sie! Langsam!" sagte der Krebs-Überwinder. „Sie sehen schwarz. Sie nehmen die allerschlimmsten Möglichkeiten an.

Zugegeben, das Wartezimmer eines Onkologen ist nicht der beste Ort, um Ihre Stimmung anzuheben. Sie sehen dort Menschen, die Schmerzen haben, die sich hoffnungslos und bedrückt fühlen. Wenn ich einen Termin bei meinem Onkologen festlegen muß, weiß ich, daß ich mich dafür wappnen muß. Eins der Probleme sind die Menschen im Wartezimmer. Mit einiger Wahrscheinlichkeit werde ich darunter ausgemergelten Gestalten begegnen, denen Angst und Niedergeschlagenheit anzusehen sind. Ich brauche sie nur anzuschauen, um mich und meine Überzeugungen in Frage zu stellen.

Allein schon, mir dies klarzumachen hilft mir. Wenn ich mich gefühlsmäßig stark fühle, gebe ich mir oft Mühe, mich neben jemanden zu setzen, der besonders hilfsbedürftig aussieht. Dann ist es mein Ziel, diesem Menschen irgendein ermunterndes Wort zu sagen, das ich ehrlich aussprechen kann. Ich versuche etwas Negatives aufzugreifen und wende es dann ins Positive. Und ich fühle ich mich immer besser, wenn ich es getan habe."

„Ich verstehe, was Sie vorschlagen", sagte der Mann. „Doch ich sprach mit einer Frau, die sieben Jahre frei von Krebs war. Nun ist sie wieder krank! Der Gedanke, daß ich ständig von einer Wiedererkrankung bedroht bin, ist wirklich furchtbar."

Der Krebs-Überwinder sagte fest: „Es ist eine Tatsache, daß die Möglichkeit einer Wiedererkrankung immer für Sie bestehen wird. Der Verlauf der Krankheit ist ungewiß. Trotzdem besteht Grund zu Hoffnung.

Hinter fast all den Sorgen um eine Remission steckt eine weitverbreitete Überzeugung. Sie lautet etwa so:

‚Du magst den Krebs zunächst vielleicht erfolgreich bekämpfen, aber am Ende wird der biologische Ablauf gewinnen, und es wird schließlich auch dich erwischen.' Haben Sie das schon einmal gehört?"

„Sicher, gerade heute hörte ich es von der Frau, die den Rückfall hatte."

„Diese Überzeugung stimmt nicht. Es kommt bei vielen Menschen vor, daß ihre Krankheitserscheinungen zurückgehen, sie dann von neuem erkranken und schließlich genesen. Wieder einmal kommt die Bedeutung unserer Überzeugungen ins Spiel. Wir müssen als erstes verstehen, daß auch ein Wiedererkranken nicht zwangsläufig unmittelbar bevorstehenden Tod bedeutet.

Doch wir müssen das Wiedererkranken als eine Krisis behandeln. Bei einigen Menschen ist das ganz offensichtlich. Sie haben erhebliche Schmerzen, oder sie können sogar eine Wucherung fühlen. Und es ist auch üblich, daß die Angst beim Wiederauftreten größer ist. Sie fühlen sich vielleicht auch nicht mehr als Herr der Lage und verlieren das Vertrauen in ihre Ärzte, ihre Behandlung und das Programm, dem sie gefolgt sind. Gefühle wie ‚Ich habe versagt; ich gebe auf' kommen auf. Wahrscheinlich sahen Sie heute morgen eine solche Reaktion bei der Frau."

„Genau das war es", sagte der Mann. „Und es macht mir Angst."

„Ich habe das Wiedererkranken auch erlebt", sagte der Krebs-Überwinder. „Es war schrecklich. Aber ich habe einige Dinge getan, die es in einen Wendepunkt verwandelten. Denken Sie darüber nach. Als erstes behandelte ich mich sehr schonend. Ich hatte schon wieder gearbeitet, doch nun nahm ich mir mehr Freizeit. Ich plante einen Urlaub an einem unserer vier Lieblingsorte. Und ich verbrachte viel Zeit allein, Zeit zum Nachdenken.

Ich sprach mit Menschen, die ihre Krebserkrankung überwunden hatten. Es war mir eine Hilfe zu erfahren, daß die meisten von ihnen auch wiedererkrankt waren. Fast alle hatten diese Zeit der Remission als eine Zeit der Neubesinnung genutzt.

Daher folgte ich ihrem Rat. Ich ging wieder zu meinem Ärzteteam und bat sie, die letzten Bewertungen in allen Einzelheiten durchzusehen und meine Fragen zu beantworten. Das half.

Dann schaute ich in mein Inneres, prüfte, welchen emotionalen Streß ich vor allem abbauen mußte, und betrachtete eingehender, welche persönlichen Bedürfnisse nicht erfüllt worden waren.

Schließlich stellte ich mir selbst eine harte Frage. Wollte ich noch einmal auf die Gesundung hinarbeiten, oder wollte ich den Tod akzeptieren und meine Kraft dazu verwenden, mich darauf vorzubereiten? Sie können sehen, was ich wählte – ich war bereit, noch einmal auf die Genesung hinzuarbeiten."

„Aber wenn Sie nun gestorben wären? Es gab keine Garantie, daß Sie gesund werden würden", sagte der Mann.

„Nein, überhaupt nicht", sagte der Krebs-Überwinder. „Aber Garantien sind nicht das Problem. Ich sagte, ich würde auf die Genesung hinarbeiten, auf die Gesundheit. Ich konnte weder für die Genesung noch für die Gesundheit garantieren. Keiner hätte das gekonnt.

Wiedererkrankung

bedeutet nicht unmittelbar

bevorstehenden Tod.

Ich konnte sie nur anstreben. Ich stellte aber fest: Obwohl ich mein Schicksal nicht lenkte, beeinflußte ich es. Und ich entschied mich, es auf die Gesundheit hin zu beeinflussen."

Der Mann beendete seine Notizen und blickte auf. „Ich brauche etwas, das mir mehr Sicherheit gibt. Ich hoffe, daß mir das Programm zum Krebs-Überwinden Gesundheit bringt."

„Das kann es", sagte der Krebs-Überwinder. „Aber sagen Sie auch, daß Sie es zurückweisen, wenn es nicht all Ihre Erwartungen erfüllt? Ich kann Ihnen keine Garantie geben. Ich kann Ihnen nur sagen, daß es für mich eine Berg-und-Tal-Erfahrung war – und immer noch ist.

Ich weigerte mich, das Tal der Wiedererkrankung als ein Versagen anzusehen. Statt dessen entschied ich mich von neuem, das Wiedererkranken als eine Botschaft aufzufassen. Ich mußte noch einmal die Botschaft verstehen und entscheiden, wie ich darauf antworten sollte.

Für mich war die Botschaft deutlich, daß ich nicht so gut für mich gesorgt hatte, wie es nötig gewesen wäre. Bis zu diesem Zeitpunkt hatte ich die Ernährung nicht genau eingehalten, die meines Wissens am besten für mich war, ich hatte nur gelegentlich Körperübungen gemacht, ich hatte mir keine Zeit zum Spielen genommen, ich hatte nur hin und wieder mit meiner kreativen Vorstellungskraft gearbeitet, und ich hatte einige der emotionalen Konflikte nur teilweise gelöst.

Als ich mich ehrlich betrachtete, stellte ich fest, daß ich in vielfältiger Weise zu dem Lebensstil zurückgekehrt war, der zu meiner anfänglichen Krankheit beigetragen hatte. Nachdem mir dies klar geworden war, kam ich zu

Auch wenn ich

mein Schicksal nicht lenke,

so beeinflusse ich doch

mein Schicksal.

der Überzeugung, daß mir mein Körper auf seine Weise durch das Wiedererkranken klarmachen wollte, daß ich mich noch einmal ändern müßte – um auf die Gesundheit hinzuarbeiten oder den Tod zu akzeptieren und mich darauf entsprechend vorzubereiten."

Der Mann fühlte sich unbehaglich. „Vielleicht liegt für mich das wirkliche Problem des Wiedererkrankens in der Möglichkeit, daß der Tod nahe ist. Das ängstigt mich so sehr. Ich möchte nicht sterben. Es ist alles so erschreckend."

„Gut", sagte der Krebs-Überwinder. „Wir wollen über den Tod sprechen. Wenn Sie an den Tod denken, was fürchten Sie dann?"

„Oh je", sagte der Mann nachdenklich. „Alles daran ist Furcht erregend. Ich mag nicht einmal daran denken. Vielleicht ist es die Angst, irgendwo hilflos zu liegen, nicht mehr für mich sorgen zu können. Ich möchte kein Invalide sein. Und die Menschen, die wir zurücklassen. Das ist traurig. Und es ist auch diese Leere, daß man nicht mehr da ist. Ich bin deprimiert, wenn ich nur daran denke, daß alles zu Ende gehen wird. Ich hasse es, über den Tod zu sprechen."

„Dann wollen wir dieser Furcht ins Auge sehen", sagte der Krebs-Überwinder. „Statt zu sagen, wir wollen uns nicht mit einem Problem beschäftigen, wollen wir uns diese Angst vor dem Tode vornehmen und jetzt sofort damit beginnen, sie zu überwinden.

Sie sagten, Sie fürchteten dreierlei in Bezug auf den Tod. Eines war das Problem, ein Invalide zu werden. Das hat etwas mit dem Vorgang des Sterbens zu tun, der Art des Todes. Und Sie sagten auch, daß Sie traurig seien, weil Sie die Welt verlassen müßten. Das hat etwas mit dem Loslassen von unseren irdischen Bindungen zu tun. Schließlich sagten Sie, daß Sie sich leer fühlten, weil Sie nicht länger existierten. Das ist die Frage nach dem, was nach dem Tod kommt – oder nicht kommt."

„Ja", seufzte der Mann, „so ist es."

„Wir könnten viel über den Tod sagen", sagte der Krebs-Überwinder. „Viel ist darüber geschrieben worden. Ich möchte anregen, daß Sie die Quellen suchen, die Sie brauchen, um dieses Problem in den Griff zu bekommen. Deshalb soll es auch heute nicht unser Ziel sein, den Tod vollständig zu erforschen. Sondern wir wollen versuchen, Ihnen bei dem grundsätzlichen Problem, Ihrer Angst vor dem Tod, zu helfen.

Ich erinnere mich, wie ich über das Thema Tod mit einem Pfarrer diskutierte. Mit einer ironisch humorvollen Selbstverständlichkeit sagte er: ‚Ich gehe davon aus, daß Sie glauben, daß Sie sterben werden. Ich meine, die Statistiken sind eindeutig – von tausend Menschen sterben tausend! Es scheint nicht viele Ausnahmen zu geben! Das Leben in diesem Körper wird eines Tages zu Ende gehen.'

Die eigentliche Bedeutung seines Humors beeindruckte mich. Natürlich würde ich sterben. Die Frage war nicht ‚ob'; die Frage war ‚wann' und ‚wie'.

Viele Krebspatienten sind ängstlich wegen des ‚wann' und ‚wie' des Todes. Es gibt Traurigkeit und möglicherweise Zorn wegen der Aussicht auf ein verkürztes Leben – das Wann. Vielleicht gibt es Träume, die noch verfolgt werden sollen, und Menschen, die noch geliebt werden.

Daher scheint die Verkürzung der Lebensspanne ungerecht.

Doch in einem wirklichen Sinne leben die Menschen in den Erinnerungen anderer weiter. Wenn wir uns ein liebendes Gedenken sichern wollen, wenn wir gewährleisten wollen, daß wir mit unserem Leben etwas Großartiges geschaffen haben, dann müssen wir lieben, und zwar jetzt! Dies ist das Geheimnis, mit dem wir die Angst vor dem ‚Wann‘ des Todes überwinden können – es besteht darin zu lieben, jetzt, heute, in diesem Augenblick, immer wenn wir Gelegenheit dazu haben. Der Wert eines Lebens wird nicht an seiner Länge gemessen, sondern an der Liebe, die es anderen Menschen gegeben hat!“

„Das hilft mir“, sagte der Mann. „Das hilft mir sehr.“

„Und dann ist da die Furcht vor einem qualvollen Tod. Eine lange, schwächende Krankheit, die den Patienten und die ganze Familie gefühlsmäßig und finanziell aufzehrt, ist die wirkliche Angst. Das ist der unerfreuliche ‚Wie‘-Teil, eine Angst, daß nur wenig Macht über den Tod besteht.

Im Gegensatz zu vielen anderen Todesarten, läßt der Krebs dem Patienten viel Zeit, sich darauf vorzubereiten. Diese Vorbereitung, dieses Übernehmen der Führung, kann sehr tröstend sein. Manche möchten vielleicht ihre Beerdigung vorbereiten. Andere möchten vielleicht ein Patiententestament machen, das die Ärzte von lebenserhaltenden Maßnahmen abhält, wenn keine Überlebenshoffnung mehr besteht. Meistens ist genug Zeit vorhanden, um ein Testament vorzubereiten und den Nachlaß zu ordnen.

Der Wert eines Lebens

wird nicht

an seiner Länge gemessen,

sondern an der Liebe,

die es anderen gegeben hat.

All diese Dinge können getan werden, um etwas Einfluß auf den Tod zu nehmen. Und es gibt noch mehr Möglichkeiten. Es ist erstaunlich. Eine Untersuchung von mehreren tausend Todesfällen zeigte, daß in fast 50 Prozent der Fälle der Tod innerhalb von drei Monaten nach dem Geburtstag der Menschen eintrat, und in weniger als 10 Prozent der Fälle hingegen trat der Tod in den drei Monaten vor dem Geburtstag ein."

„Ich verstehe nicht, was Sie damit sagen wollen", sagte der Mann.

„Es ist dies", sagte der Krebs-Überwinder. „Die Menschen scheinen einen Einfluß auf den Zeitpunkt des Todes zu haben. Viele ‚verschoben‘ ihren Tod auf einen Zeitpunkt nach ihrem Geburtstag."

„Das ist unglaublich", sagte der Mann. „Können wir das mit Sicherheit sagen?"

„Nein", sagte der Krebs-Überwinder, „da gibt es keine Sicherheit. Ich sage nicht, wir können solange leben, wie wir wollen. Aber ich deute an, daß wir ein gewisses Maß an Einfluß haben, den wir vielleicht früher nicht erkannten."

Der Krebs-Überwinder fuhr fort: „Und noch eine Bemerkung zum Einfluß. Ich arbeite mit einer Gruppe von Spezialisten, die im Rahmen eines Krebsbehandlungsplanes Patienten über den Krebs aufklären. Der Chefonkologe hat den Eindruck, viele Beweise dafür zu haben, daß viele Menschen so sterben wie sie gelebt haben."

„Was will er damit sagen?" fragte der Mann.

„Wir kommen damit zurück auf das Problem der Angst vor einem ‚unwürdigen‘ Tod. Er beobachtet, daß

Patienten, die ein Leben voller Groll führen, häufig einen ‚grollenden‘ Tod erleben, mit verlängertem Leiden. Und ähnlich können vielleicht Patienten, die ein Leben im Zorn leben, einen ‚zornigen‘ Tod erleben. Doch ebenso spiegelt sich in ihrem Tod wider, wenn sie ein Leben in Liebe, Freude und Frieden leben.

Wieder lernen wir, daß wir lieben sollen. Wir können uns entscheiden, jetzt zu lieben, jetzt voller Freude zu sein und jetzt inneren Frieden herzustellen. Kurzum, wir können uns dafür entscheiden, ‚ganz zu leben, solange wir leben‘, indem wir uns und den Menschen um uns herum Liebe zeigen. Und die Art des Lebens erfährt fast immer eine Widerspiegelung im Tode. Sehr wenig Zeit wird mit dem Sterben verbracht; die Zeit wird mit Leben und Lieben verbracht, solange wir lebendig sind.“

„Das gefällt mir“, sagte der Mann und dachte einen Augenblick über diese Aussage nach.

Der Mann schien durch die Hoffnung, die in den Worten des Krebs-Überwinders lag, bewegt. Es war ihm ein Trost, daß er die Art des Todes durch die Art seines Lebens beeinflussen konnte. Und die Vorstellung von der Ausdehnung seines Lebens durch die Erinnerungen, die andere Menschen an ihn haben würden – weil er sie geliebt hatte –, war auch ermutigend.

Doch was geschah mit ihm nach dem Tode? War er dann nur noch eine Erinnerung? Das war nicht sehr befriedigend.

„Was ist mit dem Leben nach dem Tod?“ fragte der Mann. „Glauben Sie, es kommt noch etwas nach diesem Leben?“

Der Krebs-Überwinder antwortete ohne zu zögern:

„Für mich gibt es dafür genügend Beweise. Ich glaube, daß Sie und ich nicht nur aus einem Körper bestehen. Ich möchte bestimmt nicht so tun, als wüßte ich alles über dieses Thema. Doch glaube ich sehr fest, daß der Tod der Ausgang aus diesem Leben und der Eingang zu einer nächsten Ebene der Existenz ist. Ich glaube, daß wir uns dem Tod nicht mit Angst zu nähern brauchen. Ich denke, wir können uns ihm mit einer gesunden Neugier auf das, was dann kommt, nähern. Er kann als ein neues Abenteuer betrachtet werden. Können Sie diese Möglichkeit erfassen?"

Der Mann war tief in Gedanken. Schließlich blickte er den Krebs-Überwinder an und fragte ihn fast flüsternd: „In diesen Überzeugungen liegt ein Trost, nicht wahr?"

Der Krebs-Überwinder nickte: „Für mich, ja. Sie sind ein wirklicher Trost und eine wirkliche Hoffnung. Ich glaube, vieles erwartet mich nach dem Leben hier auf Erden. Doch meine Vorstellung vom Leben, nicht vom Tod, macht den Unterschied aus und zwingt mich, jetzt zu lieben. Die Folge sind innere Harmonie und innerer Frieden in Bezug auf alles, was auf der nächsten Ebene sein könnte."

Der Mann hielt wiederum inne. Er dachte darüber nach, was die Worte des Krebs-Überwinders eigentlich bedeuteten. Dann sagte er: „Die nächste Ebene. Innere Harmonie. Innerer Frieden. Das hat fast etwas Mystisches an sich. Wird die Reise des Krebserlebens zu einer Art religiöser Erfahrung?"

„Manche Menschen würden sich bei den Worten *religiös* oder *mystisch* unbehaglich fühlen. Ich ziehe es vor, den Ausdruck *spirituell* zu benutzen, wenn wir dar-

Entscheiden Sie sich,

ein ausgefülltes

Leben zu führen,

solange Sie leben.

über sprechen. Und nach meiner Erfahrung", sagte der Krebs-Überwinder, „wird das Erleben des Krebses tatsächlich eine sehr spirituelle Reise."

„Dann helfen Sie mir bitte, damit ich diesen Teil verstehe", sagte der Mann.

„Betrachten Sie doch einmal alles im Zusammenhang", sagte der Krebs-Überwinder. „Wir leben in zwei Welten, der materiellen und der spirituellen. Unsere Erziehung, unsere Anstrengungen, sogar unsere Erkenntnisse sind vorwiegend im Materiellen konzentriert. Doch denken Sie an die Krebsreise. Obwohl sie sicher einen materiellen, körperlichen Bestandteil hat, haben wir uns darüber hinaus bewegt. Wir sprechen von Überzeugungen – positiven Überzeugungen, die unserer Gesundheit dienen. Dann bewegen wir uns weiter zum Vorgang des Veränderns, damit wir den emotionalen Konflikt lösen können, der unser Denken und das Immunsystem unseres Körpers niederdrücken kann. Und dann fällen wir eine Entscheidung, eine bewußte Entscheidung zu LEBEN. Dies alles sind Kernfragen des menschlichen Geistes. Der Zusammenhang ist spirituell zu sehen."

„John hat das klar gemacht", sagte der Mann. „Ich verstehe die Grundlagen. Aber ich fühle, daß mir noch etwas fehlt. Ich spüre, daß all dies irgendwohin führt."

„Ausgezeichnet", sagte der Krebs-Überwinder. „Ja, es führt bestimmt irgendwohin. Wenn Sie sich für das spirituelle Leben entscheiden, werden Sie auch das ganze Ausmaß dieser Entscheidung erkennen. Sie durchdringt Ihre gesamte Lebenserfahrung."

„Das ist gut", sagte der Mann. „,... durchdringt Ihre gesamte Lebenserfahrung'. Ich spüre, daß ich es in diesem Augenblick erlebe. Ich fühle, daß ich mich einem vollständig neuen Leben zu öffnen beginne. Was geht hier eigentlich vor?"

Der Krebs-Überwinder überlegte einen Augenblick. War der Mann für einen weiter in die Tiefe gehenden Blick auf den spirituellen Weg vorbereitet? Würde er das Ausmaß dieser Entscheidung erfassen können? Und konnte der Krebs-Überwinder es in einer Weise erklären, die ihn nicht abschreckte? Es war ein wichtiger Augenblick. Der Krebs-Überwinder ging sehr behutsam voran. „Am besten kann ich dies erklären, wenn ich noch einmal mit den Überzeugungen beginne. Dieses Mal geht es nicht um Krankheit, sondern um Leben.

Es gibt gewisse Grundgewißheiten, grundlegende Wertvorstellungen, die unsere Lebenserfahrung tiefgründig in nahezu jeder Hinsicht beeinflussen. Sie bestimmen vorwiegend die Lebensqualität auf allen Ebenen. Diese Überzeugungen – diese geistigen Grundentscheidungen – berühren uns weit über den Körper hinaus, weit über den Krebs hinaus."

„Gut", sagte der Mann, „welche sind es?"

„Die vielleicht grundlegendste Überzeugung hat etwas mit dem Wesen der Welt zu tun, in der wir leben. Über Jahrhunderte haben die großen Denker erörtert, wie das Universum beschaffen ist. Schuf ein biologischer Unfall oder eine göttliche Weisung unsere Erfahrung? Kurz gesagt, die erste Kernüberzeugung stellt die Frage: ‚Gibt es einen Gott?'

Ich ermutige Sie, hier die Gewißheit zu wählen, daß es einen Gott gibt. Ich möchte Ihnen Mut machen zu glauben, daß es einen Gott gibt, der uns kennt und liebt. Und Gott liebt uns, obwohl Er uns kennt!"

„Ist das eine gute Wahl?" fragte der Mann.

„Sogar sehr gut", sagte der Krebs-Überwinder. „In dieser Feststellung sind wichtige Annahmen eingeschlossen. Zunächst ist da die Möglichkeit zu glauben, daß Gott wirklich existiert und daß Gott jenseits unserer Existenz liegt."

„Nun, manchmal scheint mir das nicht so gewiß", sagte der Mann.

Der Krebs-Überwinder lächelte: „Ich kann Ihnen keinen festen, wissenschaftlichen, genau erforschten und belegten Beweis dafür anbieten, daß Gott existiert. Ich kann Sie nicht die Straße hinunter zu einer Kirche führen und sagen: ‚Sehen Sie, da ist Gott.' An dieser Stelle ist Vertrauen in Ihren Glauben der entscheidende Faktor."

„Ich weiß nicht", sagte der Mann. „Das ist mehr als mir angenehm ist."

Der Krebs-Überwinder berührte den Arm des Mannes. „Schauen Sie, ich möchte auf keinen Fall, daß Sie sich durch mich unbehaglich fühlen. Aber *ich* bin nicht derjenige, der Ihnen ein unangenehmes Gefühl vermittelt. *Sie* sind es selbst."

„Gut", sagte der Mann. „Doch die Tatsache bleibt bestehen, daß ich einfach nicht viel über Gott weiß."

„Aber Sie wissen doch, daß es etwas außerhalb Ihrer selbst gibt, nicht wahr?" fragte der Krebs-Überwinder. „Schließlich haben Sie nicht die Welt erschaffen. Und ich habe das Universum nicht gemacht. Mit Sicherheit muß es irgendeine Kraft außerhalb von Ihnen und mir geben. Eine größere Kraft steht hinter unserem Dasein."

„Nun, so gesehen, muß es etwas geben", sagte der Mann. „Doch bedeutet das ‚Gott'?"

„Vielleicht macht Ihnen das Wort *Gott* Schwierigkeiten. Für manche Menschen hat das Wort *Gott* viele negative Nebenbedeutungen, insbesondere die des Strafgerichts.

In allen Sprachen der Welt benutzen die Menschen unterschiedliche Namen für die Gottheit. Der am meisten benutzte in unserer Sprache ist Gott. Versuchen Sie jetzt für eine kurze Zeit, einige Ihrer früher erlernten Gedanken über Gott beiseite zu legen. Wären Sie imstande, den spirituellen Pfad nur für wenige Minuten aufgeschlossen zu erkunden?"

„In Ordnung", sagte der Mann. „Das kann ich."

„Gut", sagte der Krebs-Überwinder. „Jetzt akzeptieren Sie bitte, daß es ‚etwas' gibt, das eine Höhere Kraft ist. Wir nennen diese Kraft Gott. Schauen wir noch einmal auf den Kern des Glaubens. Es gibt einen Gott, der uns kennt und liebt, und Gott liebt uns sogar, obwohl Er uns kennt.

Das ist eine einfache Schlußfolgerung, eine Bestätigung, eine Überzeugung, die eine Kraft hinter unserer Existenz anerkennt. Das ist ein Gott der ganzen Welt."

Der Krebs-Überwinder fuhr fort: „Der zweite Teil des Kerns unseres Glaubens sagt aus, daß es einen Gott gibt, ‚der uns kennt'. Der tiefere Sinn dieser Feststellung ist wichtig. Wir sagen nicht nur, daß es Gott gibt, sondern wir glauben auch, daß Gott Sie und mich als einzelne Menschen identifizieren und anerkennen kann. Sie sind

Gott persönlich bekannt, Ihr Name, Ihre Gedanken, Ihr Geist, durch alle Möglichkeiten, mit denen Gott uns identifizieren und anerkennen kann. Das ist keine abstrakte Kraft – das ist eine persönliche Beziehung zu der Zentralkraft, die hinter allem steht, was existiert."

Der Mann war in Gedanken. Obwohl er nicht sprach, konnte der Krebs-Überwinder seine Aufmerksamkeit spüren.

„Nun gehen wir noch einen Schritt weiter. Der Glaubenssatz lautet weiter ‚... und Gott liebt uns!' Dieser Gedanke ist revolutionär. Da ist nicht nur ein Gott, der uns persönlich kennt, sondern dieser selbe Gott *liebt* uns. Dieselbe Kraft, die alles schuf, was existiert, kennt und liebt uns!"

Der Mann lächelte über die Begeisterung des Krebs-Überwinders. Aber vielleicht war es etwas, von dem man begeistert sein konnte. Auf jeden Fall war es anders. Der Mann hatte sich Gott immer als eine Art kleinlichen Richter vorgestellt.

Der Krebs-Überwinder fuhr fort: „Wir wollen die Betrachtung des Kernsatzes nun beenden. Der Satz endet mit den Worten ‚... und Gott liebt uns, obwohl Er uns kennt.' Das bedeutet, daß wir geliebt werden, auch wenn wir nicht alles tun, was wir tun könnten. In den Augen des Schöpfers des Alls sind wir nicht, was wir tun oder nicht tun. Wir erhalten Gottes Liebe, einfach weil wir Gottes Schöpfung sind. Gott möchte uns lieben, wie wir sind!"

Der Mann sagte: „Aber ich sehe nicht, wie das meine Krebsreise beeinflußt."

„Aus all diesem wird klar, daß Gott nicht gegen uns

Es gibt einen Gott,

der uns kennt und liebt.

Und Gott liebt uns sogar,

obwohl Er uns kennt.

ist, Er ist für uns! Gott will unsere vollständige Heilung. Unsere Aufgabe ist es, mit den Botschaften, die uns der Krebs sendet, in Gleichklang zu kommen, die erforderlichen Änderungen vorzunehmen und Gottes Liebe und Gottes Führung in unserem Leben zu akzeptieren!"

Der Mann biß an: „Wie kann das sein? Wenn Gott für uns ist, warum gab Gott uns den Krebs?"

Der Krebs-Überwinder machte ein Pause und lächelte sein heiteres Lächeln. Er wußte, daß seine nächsten Worte ausschlaggebend sein würden. „Ich glaube nicht, daß Gott uns den Krebs gab", sagte er. „Ich glaube, daß diese Krankheit nicht Gottes Wille, sondern vielmehr die Folge unserer Abweichung von Gottes Wille ist.

In der Tat glaube ich jetzt, daß die Dinge, die Sorge, Not oder sogar Unglück und Leiden bringen, letzten Endes nicht als Gottes Wille in der Welt sind, sondern als das Ergebnis unseres Mißverstehens oder unserer Abweichung von Gottes Wille."

„Nun, vielleicht", sagte er Mann, „aber es scheint mir, daß Gott den Krebs zumindest zuläßt."

„Vielleicht", sagte der Krebs-Überwinder. „Aber auch das ist nicht die Sicht, die Sie brauchen, um den Krebs zu besiegen. Der Schlüssel ist das Verstehen der Botschaft. Es ist wirklich eine Gelegenheit für uns, uns zu wandeln. Ich denke sogar an den Krebs als ein Geschenk, eine kostbare Gelegenheit, mein Leben neu zu gestalten. Und als mir allmählich das ganze Ausmaß dieses Gedankens klar wurde, da änderte sich meine Meinung über Gott und mein Leben."

Es war ganz still. Die beiden Männer blickten einander aufrichtig in die Augen. Der Mann saß mit zusam-

162

mengepreßten Kiefern da und dachte über den tieferen Sinn der Worte nach. Der Krebs-Überwinder schickte ein stilles Gebet nach oben: ‚Sprich jetzt durch mich, Herr‘, und fuhr dann fort.

„Das Verstehen der Bedeutung und Botschaft des Krebses stellt uns unserer zweiten Grundüberzeugung gegenüber. Es hat mit dem Wesen unserer Lebenserfahrungen zu tun. Das läßt sich auf unterschiedliche Weise ausdrücken. Doch mir sagt am meisten diese Formulierung zu: ‚Das Leben ist ein liebevoller Lehrer.‘“

„Wenn Gott uns liebt“, fuhr der Krebs-Überwinder fort, „will Gott das Beste für uns. Gott will unsere Wege liebevoll führen und leiten. So werden uns durch unsere angenehmen oder auch unangenehmen Lebenserfahrungen Lektionen erteilt.

„Es fällt mir schwer zu glauben, daß ein Gott, der uns mit Liebe unterweist, so grausam sein kann, zu veranlassen oder auch nur zuzulassen, daß wir Krebs bekommen. Das hat nichts mit Liebe zu tun.“

„Denken Sie jetzt“, fuhr der Krebs-Überwinder fort, „an die Übereinstimmung mit der Überzeugung, daß der Krebs ein Vorgang ist und eine Botschaft, daß wir uns ändern sollen. Manche Lektionen, die Gott uns liebevoll erteilt, oder sogar zuläßt, sind angenehm. Andere dagegen sind alles andere als angenehm. Doch beide belehren uns, führen und leiten unser Leben. Vielleicht gibt es Zeiten, in denen wir so weit vom Weg abkommen, daß Gott unsere Aufmerksamkeit nur durch ein fast verhängnisvolles Ereignis auf sich ziehen kann.“

„Das klingt nach dem rachsüchtigen, richtenden Gott, von dem man mir als Kind erzählt hat“, sagte der Mann.

„Im Gegenteil", hielt der Krebs-Überwinder dagegen. „Gott ist nicht ein unvernünftiger und impulsiver Herrscher. Dies ist ein liebender Gott, der ein Universum geschaffen hat, das von Naturgesetzen geleitet wird. Dieser liebende Gott bestraft nicht nach Lust und Laune."

„Aber Gott ist allmächtig", sagte der Mann. „Gott kann alles tun, was Er will."

„Sicherlich", sagte der Krebs-Überwinder, „doch Sie müssen auch zugeben, daß Gott die Naturgesetze auf unserer Welt eingesetzt hat. Und Gott bricht diese Gesetze selten. Sie stellen die natürliche Ordnung dieser Welt dar.

Wir können glauben, daß sogar der Krebs eine Botschaft für uns ist, daß wir uns mehr nach diesen Naturgesetzen ausrichten sollen. Das versucht uns das Leben zu lehren – wir sollen uns mehr nach Gottes Willen richten."

„Es fällt mir schwer, das zu akzeptieren", sagte er Mann.

„Sehen Sie es doch einmal anders", sagte der Krebs-Überwinder. „Krankheit und Gesundheit senden uns Botschaften, negative und positive. Beide Botschaften teilen uns mit, wie wir uns verhalten. Gesundheit, Glück, Frieden, Freude und Liebe sollen als Botschaften verstanden werden, daß wir uns richtig verhalten. Krankheit, Schmerz – sowohl körperlich wie auch psychologisch – Depression, Angst und Verzweiflung sind negative Botschaften, die dazu dienen sollen, uns auf die Bahn zurückzubringen. Sie alle sind liebevolle Lehrer."

Der Mann zeigte mit dem Finger auf den Krebs-Überwinder. „Aber Ihre Logik ist ganz falsch. Die wahre Na-

Das Leben

ist ein

liebevoller

Lehrer.

tur des Menschen ist nicht gut, sondern schlecht. Ich kann mich genau an die Worte erinnern, die mir beigebracht wurden: ‚… der Mensch ist von Natur aus sündig und unrein.' Es klingt nicht plausibel, daß ein liebender Gott existiert, der ein liebevoller Lehrer ist, wenn die Menschen von Natur aus schlecht sind. Diese Lektionen, über die Sie sprechen, würden nie ankommen. Das Böse muß bestraft werden."

Der Krebs-Überwinder war verzagt. Solche Überzeugungen und dieses Verhalten waren dem Mann beigebracht worden – Sperren, errichtet auf seinem spirituellen Weg. Doch sie erklärten das Verhalten des Mannes.

„Nein, nein, nein!" sagte der Krebs-Überwinder. „Ausdrücklich nein! Ich trete Ihnen nicht gern entgegen, doch dies ist wichtig. Es gibt einen besseren Weg. Es gibt bessere Überzeugungen! In der Tat ist dies Kernpunkt Nummer drei der Überzeugungen – Gott schuf die Menschen unschuldig und gut.

Ich habe auch diese Auseinandersetzung durchgemacht", sagte der Krebs-Überwinder. „Mir wurde beigebracht, daß die Erbsünde mich vollständig hilflos gemacht habe, daß manche Menschen vorbestimmt seien, in ewiger Verzweiflung zu leben, und daß mein Verhalten nur mit einer großen Portion Angst und Schuld gelenkt werden könne. Ich fürchtete mich vor einem Gott, von dem ich dachte, er sei hinter mir her.

Diese Überzeugungen sind nicht wahr. Sie vermengen das Tun des Menschen mit den ihm von Gott ursprünglich gegebenen Eigenschaften. Tatsächlich erkennen nahezu alle Religionen an, daß die Menschen unschuldig

Gott

schuf

die Menschen

unschuldig

und gut.

und gut geschaffen wurden. Die Idee vom ‚Bösen‘, das so viele Menschen betonen, kam später.

Wenn die Betonung auf ‚böse‘ liegt, ist fast immer das Endergebnis schuld. Das ist traurig und zerstörerisch. Diese Unterweisungen gehen einfach nicht tief genug. Und noch schlimmer, sie bringen den Menschen zahllose Verletzungen bei. Ich persönlich bin überzeugt, daß viele Krankheiten, einschließlich Krebs, verursacht oder verlängert werden, weil die Menschen sich selbst und andere zu dieser Schuld verdammen.“

„Ich weiß nicht, was Sie damit sagen wollen“, sagte der Mann. „Wie trifft das auf meine Genesung zu?“

Der Krebs-Überwinder fuhr fort. „Einfach ausgedrückt, wenn Sie entweder bewußt oder unbewußt glauben, daß Gott die Menschen als von Geburt an schlecht schuf, betrachten Sie sich auch als unwürdig. Und Unwürdigkeit hat bestimmt eine schlechte Heilungsprognose.“

„Nun“, sagte der Mann, „und was hat eine gute Heilungsprognose?“

„Ich möchte Sie ermutigen, weiterhin an der Überzeugung festzuhalten, daß die Menschen im Grunde ihres Seins eine unbeschränkte innere Kraft für Freundlichkeit, Güte und Sanftmut besitzen – besonders wenn sie sich mit Gott verbinden. Glauben Sie an die Fähigkeit der Menschen zu lieben. Vielleicht steht hinter dem Krebs die Botschaft, daß Gott uns ändern kann! Vielleicht ist die wirkliche Botschaft des Krebses eine dreifache Botschaft: Liebt Gott, liebt die anderen, liebt euch selbst.“

„Aber es gibt so viel Böses draußen in der Welt. Wie

können wir sagen, daß die Menschen die Fähigkeit zu unbeschränkter Freundlichkeit, Güte, Sanftmut und Liebe haben? Ich glaube, das weicht sehr von der tatsächlichen Erfahrung ab", sagte der Mann.

Der Krebs-Überwinder lächelte. „Erinnern Sie sich an das Wichtigste des dritten Grundsatzes des Krebs-Überwinders, LEBEN – Liebe, die nicht urteilt und die keine Bedingungen stellt?"

„Ja, ich erinnere mich", sagte der Mann. „Für mich bedeutete es einen riesigen Sprung in meiner persönlichen Entwicklung. Aber wie trifft es hier zu?"

„Wir wollen zurückblicken", sagte der Krebs-Überwinder. „Zuerst blickten wir in uns hinein und stellten fest, daß wir keinen schrecklichen Grundmakel in unserem Sein haben, der uns alle Hoffnung nimmt. Dann blickten wir um uns und stellten fest, daß die anderen genauso sind und daß wir lernen können, sie als Mitmenschen zu akzeptieren, auch wenn wir ihr Verhalten nicht billigen. Und schließlich sahen wir, welche Rolle wir spielen müssen – wir sollen lieben und vergeben, ohne eine Belohnung zu erwarten."

„Ja, ich weiß", sagte der Mann. „Das befreite mich. Aber ich erkenne nicht, was Sie beabsichtigen."

Der Krebs-Überwinder blickte unverwandt in die Augen des Mannes. Die folgenden Worte würden entscheidend sein, damit der Mann sie auch verstünde. Er sandte noch ein Gebet um Hilfe nach oben.

„Sie wurden frei, als Sie sich selbst und anderen Menschen nicht-urteilende, bedingungslose Liebe erwiesen, doch Sie müssen wissen, daß Gott Ihnen noch mehr und noch größere Liebe erweist."

Der Krebs-Überwinder hielt einige Sekunden inne, ehe er weiter sprach. „Und obwohl unser Verhalten vielleicht nicht immer unseren Möglichkeiten entspricht, auch wenn unsere innere Kraft für Freundlichkeit, Güte und Sanftheit nicht vollständig genutzt wird, können wir Gottes Liebe erhalten, weil Gott uns liebt, wie wir sind, nicht aber für unser Tun!"

Noch eine lange Pause. „Aus Gottes großer Liebe werden wir angenommen, auch wenn wir vielleicht unvollkommen sind." Er wiederholte: „Wir sind unvollkommen, doch wir werden angenommen."

Der Krebs-Überwinder hörte auf zu sprechen und richtete seinen Blick direkt auf die Augen des Mannes. Die lange Stille wurde schließlich von dem Flüstern des Mannes gebrochen.

„Unvollkommen, aber angenommen."

Der Krebs-Überwinder sagte kein einziges Wort. Er nickte nur zustimmend mit dem Kopf. Tränen traten dem Mann in die Augen. Man konnte spüren, daß sich eine Veränderung anbahnte.

Der Mann sank in seinen Stuhl zurück. „Niemand hat es mir je auf diese Art erklärt", sagte er sehr ruhig. „Ein liebender, persönlicher Gott, der Schöpfer alles Seins, das Leben als liebevoller Lehrer und Menschen, die nicht wegen ihrer Unvollkommenheit zurückgestoßen werden.

Ich bin nicht vollkommen, aber ich werde angenommen und ich werde geliebt", fuhr er mit lautloser Stimme fort. „Ich kann Ihnen nicht sagen, was das für mich bedeutet." Er machte wieder eine Pause. „Zum ersten Mal

**Wir sind
unvollkommen –
aber wir werden
angenommen!**

in meinem Leben habe ich nicht-urteilende, bedingungs-lose Liebe erhalten und erlebt und dankbar anerkannt."

Der Mann hörte auf zu sprechen. Es war ein bewegender Augenblick der Stille.

Schließlich sprach der Krebs-Überwinder. „Dies ist eine Liebe, die heilt. Diese Liebe ist das Tor zu dem Frieden, den wir entgegennehmen. Diese Liebe besiegt letztendlich den Krebs. Und der Gewinn ist, daß diese Liebe ihn auch oft heilt."

Wieder Stille. Der Mann dachte nach. Schließlich fragte er: „Es gibt keine Sicherheiten auf diesem Weg, nicht wahr?"

„Wenn Sie nach einer sicheren Heilung auf rein körperlicher Ebene suchen, so kann niemand sie Ihnen ehrlich anbieten. Aber auf der seelischen Ebene liegt die Antwort direkt vor Ihnen. Sie werden geliebt. Sie werden angenommen. Ja. Das wird garantiert."

Die beiden saßen schweigend da. Der Mann fühlte sich erfüllt von einem Frieden, der ihm ganz neu war.

„Ich möchte mehr über die Liebe Gottes wissen", sagte der Mann. „Wohin wende ich mich? Kehre ich zur Kirche zurück? Wende ich mich der Religion zu? Bete ich Tag und Nacht? Was tue ich als Nächstes?"

Der Krebs-Überwinder lächelte. „Sie persönlich fühlen vielleicht, daß Sie eine dieser Möglichkeiten – oder sogar alle – aufgreifen müssen. Das ist Ihre Entscheidung. Doch beginnen Sie mit der inneren Reise. Beginnen Sie damit, sich nach Gottes Liebe auszurichten. Üben Sie sich unaufhörlich in Gottes unbedingter Liebe."

172

„Und was dann?" fragte der Mann. „Was tue ich dann?"

„Als ich begriff, daß Gott der Ursprung ist", sagte der Krebs-Überwinder, „wandte ich mich dem Gott der Bibel zu. Hier entdeckte ich eine besondere Kraft, die sonst nirgends zu finden war."

„Dies", sagte der Mann, „ist gerade der Punkt, der mir so viele Schwierigkeiten bereitet. Kann ich wirklich glauben? Kann ich diesem Gott wirklich vertrauen?"

„Ja, das können Sie", sagte der Krebs-Überwinder. „Sie können Gott vollkommen vertrauen. Doch erwarten Sie nicht, daß Gott alles für Sie tut.

Ich möchte, daß Sie drei Ärzten vertrauen. *Vertrauen Sie den Ärzten für den Körper*, Ihrem Ärzteteam. Bauen Sie darauf, daß sie mit ihrer Kompetenz und Integrität auf der körperlichen Seite alles tun, was in ihrer Macht steht. *Vertrauen Sie Ihrem inneren Arzt*, Ihrer angeborenen Fähigkeit, gefühlsmäßige Harmonie und körperliche Heilung hervorzubringen. Und *vertrauen Sie dem spirituellen Arzt*, dem Gott, der Sie liebt und der Ihnen Frieden gibt."

„Warum sollte ich nicht einfach beten, Gott solle ein Wunder vollbringen?" fragte der Mann.

„Das könnten Sie tun", sagte der Krebs-Überwinder. „Wir wollen das bestimmt zulassen. Und Gott tut es auch manchmal. Aber die Naturgesetze, die Gott lenkt, werden selten gebrochen. Wunder, die dem Naturgesetz trotzen, sind sicher eine Ausnahme. Doch Wunder, die mit dem Naturgesetz vereinbar sind, geschehen immerzu. Sie können sich auch für Sie ereignen.

Und Gott ist deswegen nicht geringer. Der Glaube an

unsere eigene Heilkraft erkennt nur unser wahres spirituelles Wesen an."

Beide Männer waren still, während diese Einsichten ihre Seelen durchdrangen. Das war Kraft zum Leben. Schließlich sagte der Mann: „Wissen Sie, ich habe ein Gefühl der Ruhe, von wahrem Frieden – in diesem Augenblick. Ich habe das noch nie erlebt. Ich bin ein neuer Mensch."

Der Krebs-Überwinder lächelte. Er hatte gehofft, den Mann an diesen Punkt zu bringen.

„Frieden ist das Ziel", fuhr der Krebs-Überwinder weich fort. „Gottes Frieden kennen – auch wenn wir Krebs haben –, das bedeutet es wirklich, die Krankheit zu besiegen.

Unser Ziel ist Frieden – mit uns selbst, mit anderen, mit Gott. Und dies Ziel wird erreicht durch das Ausführen gerade der Dinge, die Sie untersucht haben – Glauben, Verändern und Leben!

Es könnte jedoch sein, daß der Frieden nur für eine gewisse Zeit erreicht wird. Versuchen Sie, den Frieden nicht mit einer Zeitspanne zu verbinden. Es könnte schwer sein, diesen Frieden für mehr als ein paar Minuten zu erhalten. Wenn das so ist, dann seien Sie nicht entmutigt. Die Reise, nicht nur der Bestimmungsort ist das Ziel."

„Ich glaube, ich habe diesen Grundsatz schon irgendwo anders gehört", sagte der Mann. „Sprach deshalb jedermann von der ‚Krebsreise'?"

„So ist es", sagte der Krebs-Überwinder. „Es ist eine Reise auf der Suche nach Gottes Frieden. Und je früher Sie diese Reise zu einer Reise des LEBENs machen, um

Unser Ziel

ist Frieden –

mit uns selbst,

mit anderen,

mit Gott.

so früher werden Sie von den Lektionen des Lebens profitieren – und Ihren eigenen Frieden erleben."

Der Krebs-Überwinder fuhr fort: „Nun bedenken Sie dies. Wenn der Krebs eine Botschaft zur Veränderung ist, wozu werden Sie dann aufgerufen, wer zu sein und was zu tun? Bedenken Sie dabei die Betonung auf *aufgerufen*."

„Was meinen Sie damit?" fragte der Mann.

„Der Krebs fordert Sie auf, sich zu ändern. Es ist ein Aufruf zu einem neuen Ziel und einem neuen Weg hin. Sie werden aufgerufen, jemand zu sein. Sie werden aufgerufen, etwas zu tun. Verfolgen Sie das Ziel. Darin wird Ihr Motiv zum Leben liegen.

Lassen Sie sich nicht treiben", fuhr der Krebs-Überwinder fort, „lassen sie sich rufen. Nehmen Sie sich die Zeit, dem Aufruf zuzuhören, und ihn zu beantworten."

„Dieser Aufruf", fragte der Mann, „stellt in den Mittelpunkt, andere zu lieben und ihnen zu helfen?"

„Sie wissen, daß es so ist!" sagte der Krebs-Überwinder. „Und hinzu kommt das Antworten auf Gottes Anweisungen für Ihr Leben. Der Aufruf an Sie wird in der Liebe bestehen, der Liebe zu sich selbst, der Liebe zu den anderen Menschen und der Liebe zu Gott. Und Sie werden wissen, daß Sie das erreichen, wenn das, was Sie denken, was Sie sagen und was Sie tun, mit Gottes Anweisungen übereinstimmt."

Wieder saßen die beiden Männer schweigend da. In diesem Schweigen war ein Frieden zu spüren. Der Krebs-Überwinder betete. Der Mann lauschte dem Ruf, der von innen kam.

Schließlich sprach der Krebs-Überwinder. „Das Erreichen liegt im Tun. Gehen Sie, und tun Sie es."

Wieder Stille. Schließlich standen die beiden Männer auf und umarmten sich. Und dann ging der Mann schweigend fort. Gottes Frieden war mit ihm.

SIEBEN

DER KREBS-ÜBERWINDER
HILFT ANDEREN

◆

In den folgenden Wochen wandte der Mann an, was er gelernt hatte. Und was geschah dann wohl?

Er wurde selbst ein Krebs-Überwinder!

Das geschah nicht nur, weil er wie ein Krebs-Überwinder redete, sondern weil er eine bessere Möglichkeit zu LEBEN kennengelernt hatte!

Und als aus den Wochen Monate wurden, stellte er fest, daß er nicht nur neue Fertigkeiten und neues Wissen erworben hatte, sondern daß er *tat*, was er gelernt hatte.

Dies *war* ein besseres Leben. Der Krebs *war* wirklich ein Signal, sich zu ändern. Neue Freiheit war gewonnen! Liebe, Freude und Frieden waren für ihn wirklich geworden!

Am Ende des ersten Jahres blickte der Mann auf den Tag zurück, an dem er den Krebs-Überwinder zum ersten Mal getroffen hatte. Seit jener Zeit hatte er sich sehr verändert. Seine Überzeugungen, die den Krebs betrafen, waren nun grundlegend anders. Er hatte angefangen, einige grundsätzliche Probleme zu lösen, die er vor dem Ausbruch des Krebses noch nicht einmal erkannt hatte. Und LEBEN hatte ihm eine Freiheit gegeben, die er sich kaum hätte vorstellen können.

Zum ersten Mal in seinem Leben hatte der Mann verstanden, daß er wirklich sein Leben lenkte. Aber diese Macht war anders als die Macht, nach der die meisten Menschen strebten.

Denn natürlich besaß der Mann nicht die höchste Macht. Auch war er nicht immun gegen die Probleme, die ihm das Leben brachte. Er hatte vielmehr eine neue Kraft über sich entwickelt, eine innere Kraft, die es ihm gestattete zu entscheiden, wie er auf die Ereignisse in seinem Leben reagieren wollte. Er hatte begonnen, sich nach Gottes Willen zu richten. Von dort kamen die Kraft und die Lenkung. Das bedeutete es zu leben! Das bedeutete es, den Krebs zu überwinden!

Der Mann fing an, Menschen, bei denen Krebs festgestellt worden war, von seiner eigenen Reise zu berichten. Er fand es sehr ermutigend, wenn er sah, wie die Menschen ihre Überzeugungen änderten, ihre Schwierigkeiten lösten und sich dann entschieden zu LEBEN!

Der Mann stellte sich für diese Aufgabe immer häufiger zur Verfügung. Der Krebs hatte ihn einige wertvolle Lektionen gelehrt. Er wurde ein Student des Lebens und gleichzeitig ein Lehrer für die Kunst zu leben.

Gern half er anderen Menschen dabei zu lernen, wie sie sich selbst helfen konnten.

Doch am glücklichsten war er vielleicht darüber, daß er sein eigenes Leben meisterte. Jeden Tag lernte er in jeder Hinsicht zu LEBEN!

Er fühlte sich imstande, in einer Weise mit dem Heute umzugehen, die anderen half, wenn er sich und der Welt, in der er lebte, half.

Das Telefon klingelte.

**Geben Sie
diese Hoffnung
an andere
Menschen
weiter.**

Eine junge Frau stellte sich vor. Sie erklärte ihm, daß bei ihr gerade Krebs diagnostiziert worden sei. „Man hat mir gesagt, ich habe eine Reise vor mir. Ich weiß, daß ich viel lernen muß. Ich würde gern von dem Besten lernen. Könnte ich zu einem Gespräch zu Ihnen kommen?"

Der Mann lächelte das heitere Lächeln, das er schon so viele Male gesehen hatte. Nun wurde ihm klar, daß das Lächeln ein Zeichen dafür war, daß alles gut war – *sehr* gut!

Er war sehr glücklich darüber. Er hatte wirklich eine Menge gelernt. Seine Geschichte, seine Entwicklung seit der Krebsdiagnose, war die Geschichte eines großen Erfolges, denn er war aus der Verzweiflung zur Hoffnung gelangt. Jetzt wußte er, was innerer Frieden war – Gottes Frieden. Es war eine einfache Reise. Aber sie war nicht leicht gewesen.

„Natürlich können Sie zu einem Gespräch zu mir kommen", antwortete er.

Als die junge Frau ankam, begann er die Unterhaltung. „Ich bin glücklich, daß ich Ihnen von meinen Erfahrungen berichten kann. Ich habe dabei nur eine Bitte."

„Welche ist es?" fragte sie.

„Geben Sie diese Hoffnung an andere Menschen weiter!"

184

Zusammenstellung der grundlegenden Überzeugungen

1. Nicht der Krebs bestimmt mein Leben, sondern ich kann bestimmen, wie mein Leben aussieht.
2. Der Krebs ist nicht nur eine körperliche Erkrankung.
3. Ihnen bleibt vielleicht nicht mehr viel Zeit zum Leben, doch *leben* Sie in der verbleibenden Zeit.
4. Sie können Ihre Überzeugungen wählen.
5. Auch wenn ich Krebs habe, hat mich der Krebs nicht.
6. Der Krebs ist nicht eine Krankheit, deren Opfer Sie sind. Er ist ein Vorgang, den Sie beherrschen können.
7. Der Krebs ist eine Aufforderung, uns zu ändern.
8. Überzeugungen, Verhaltensweisen und Gefühle führen zu Krankheit oder zu Gesundheit.
9. Streß-Abbau-Methode:
   Verändern Sie Ihre Vorstellung von sich selbst,
   und
   verändern Sie Ihre Vorstellung von Ihrem Problem.
10. Hoffnung und Hoffnungslosigkeit stehen zur Auswahl. Warum nicht die Hoffnung wählen?
11. Wir können entscheiden, Sieger zu sein statt Opfer!
12. Der Krebs ist eine umkehrbare Krankheit.
13. Es ist meine Aufgabe zu vergeben – mir und anderen.
14. Unsere Gefühle ergeben sich nicht von selbst; wir wählen sie.
15. Sie werden nicht Krebs-Überwinder/in, weil die Krankheitserscheinungen zurückgehen – sondern

Sie werden Krebs-Überwinder/in, weil Sie sich entschließen, ein neuer Mensch zu werden!

16. Liebe, die nicht urteilt und die keine Bedingungen
    stellt, überwindet den Krebs.

17. Die Grundlage der Heilung ist die Fähigkeit, nicht-
    urteilende, bedingungslose Liebe zu geben und zu
    empfangen.

18. Meine Aufgabe besteht darin, andere zu akzeptie-
    ren, und nicht darin, andere zu billigen.

19. Die anderen Menschen brauchen sich nicht zu än-
    dern, damit ich sie liebe – ich muß mich ändern,
    damit ich sie liebe.

20. Freude besteht nicht darin, wieviel man besitzt, son-
    dern wieviel man genießt.

21. Spielen ist in Ordnung.

22. Was braucht mein inneres Kind, um gesund zu wer-
    den?

23. Das Ziel ist, inneren Frieden zu erlangen – nicht nur
    den Krebs zu heilen.

24. Der innere Friede ist unabhängig von unserem kör-
    perlichen Zustand.

25. Wir bewegen unser gesamtes Sein – Körper, Geist
    und Seele – auf die Heilung zu.

26. Wiedererkrankung bedeutet nicht unmittelbar be-
    vorstehenden Tod.

27. Auch wenn ich mein Schicksal nicht lenke, so beein-
    flusse ich doch mein Schicksal.

28. Der Wert eines Lebens wird nicht an seiner Länge
    gemessen, sondern an der Liebe, die es anderen ge-
    geben hat.

29. Entscheiden Sie sich, ein ausgefülltes Leben zu führen, solange Sie leben.

30. Es gibt einen Gott, der uns kennt und liebt. Und Gott liebt uns sogar, obwohl Er uns kennt.

31. Das Leben ist ein liebevoller Lehrer.

32. Gott schuf die Menschen unschuldig und gut.

33. Wir sind unvollkommen – aber wir werden angenommen!

34. Unser Ziel ist Frieden – mit uns selbst, mit anderen, mit Gott.

35. Geben Sie diese Hoffnung an andere Menschen weiter.